U0020571

腸道菌對了 身心就健康！

營養學專家的護腸飲食全指南

飲食 × 腸道菌 × 健康三角關係大解析＋75道健腸食譜
教你吃出體內「腸」勝軍，
由內而外打造健康全身心

吳映蓉・翁德志・李芷薇 合著

專業推薦

　　益生菌雖然是維護腸菌健康的利器，但沒有輔以正確的飲食與生活習慣，效果將大打折扣。本書由三位知名營養專家執筆，教導如何正確飲食，打造健康腸菌。除了非常實用的飲食建議外，還介紹許多與腸菌相關的研究新知，例如「你的腸道快樂嗎？」就是介紹目前最熱門的腸－腦軸，其實何止腸－腦軸了，腸－肝軸、腸－肺軸、腸－心軸、腸－肌肉軸等等，腸菌和全身所有器官的健康都密切相關。本書值得我們仔細閱讀，而且積極融入日常飲食生活。

──蔡英傑／國立陽明交通大學
講座教授

　　本書以輕鬆有趣又不失科學邏輯的態度，帶領讀者一窺腸道菌的奧妙，看腸道裡的微生物如何影響我們全身心的健康。三位優秀作者們貢獻所長、致力推廣趣味與專業兼具的營養知識，非常樂見他們再度推出新作，讓過去曾為師長的我與有榮焉。

──謝明哲／台北醫學大學
名譽教授

｜作者序一／吳映蓉｜

開啟飲食對腸道菌的魔法，培養身心靈的好體質

小時候，受到母親小心翼翼餵養的我，應該還算個健康寶寶吧！但約莫小學五年級的時候，我開始喜歡自己挑選食物，正餐不吃，特別愛吃自己去買的零食。再加上那時剛好搬了新家，人生開始有了些變化——我的新房間裡有著粉橘色的長毛地毯，自己挑的粉橘色布窗簾，我還堅持放了很多絨毛娃娃在床上，幻想自己是個小公主；但事實上，我並沒有從此過著公主般的生活。每天起床，我的第一個儀式是先打一百個噴嚏，再用一堆衛生紙擤鼻涕；然後，我的眼睛也非常癢，忍不住一直揉一直揉，所以我經常帶著兩個紅眼睛和一個紅鼻子去上學。加上我那時喜歡綁兩個高高的辮子，看起來跟垂耳「小白兔」沒有兩樣。長大後才知道，原來那叫做「過敏」！我之所以過敏那麼嚴重，和

我整天在一個充滿塵蟎的環境中，以及極差的飲食習慣有關。大學以前，我一點都不喜歡吃有纖維的蔬菜、水果，精緻的麵包、餅乾、巧克力、冰淇淋等才是我的最愛。就這樣，過敏性鼻炎和眼睛癢的症狀一直伴隨著我。但上了大學進入北醫保健營養學系後，症狀竟然漸漸消失了。我當時想，是因為我長大了而「體質變了」。

現在回頭想想，大學後生活上最大的改變是，我開始很刻意地多吃一些蔬菜、水果，幾乎不吃垃圾食物。因為大學念的是保健營養學系，飲食還是要正常點，才不會違背我念這科系的形象。但話說回來，那時我雖然念的是保健營養學系，對於腸道菌的觀念卻非常薄弱，最多只知道補充益生菌可能對便祕有幫助，視角只停留在腸道菌和腸道之間的關係。但隨著

我對腸道菌的知識越來越豐富，反觀大學以前的自己，可能是因為飲食偏差造成腸道的菌相不平衡，進而引發全身的慢性發炎，再加上過敏原塵蟎的肆虐，才使我的過敏體質大爆發。我的過敏症狀在上大學後好轉，其實並不是莫名其妙就變好，而是因為我的飲食改變後，腸道中的好菌開始有健康食物可以吃，腸道菌相才變得有比較多的好菌。如果用擬人化方式比喻，是因為我吃對了食物，讓腸道中住的「好人」變多，而這些好人讓我的體質也漸漸變好。我從此相信體質和腸道菌有著深深的連結。

近年來，益生菌的研究越來越深入，越看研究資料，越覺得腸道菌神通廣大。腸道菌管的範圍非常廣，不只和過敏有關，可以說從頭管到腳，從內管到外，而飲食、腸道菌與各種人體病症更是環環相扣。腸道裡不起眼的腸道菌到底有什麼本事，能對全身發號司令？我想這對很多人都是陌生且很不可思議的事！而腸道中好菌和壞菌之間的抗衡，也和我們的飲食有著不可切割的關係。我們吃進去的每一口食物中含的「益生質」多寡，都會影響駐紮在腸道中數以「兆」計腸道菌的命運。所以，我們吃下去的食物非常重要，除了要滋養身體外，還要讓與我們共生的腸道菌喜歡才行。它們吃完後開心了，才會發揮影響力，讓我們更健康。

我迫不及待地想告訴大家：腸道菌到底有什麼「魔法」，如何影響全身？更想讓大家知道，飲食又是如何影響腸道菌？總歸而言，營養知識的正確與否太重要了！我自己就是因為透過飲食習慣的改變，徹底擺脫過敏體質，讓生活過得更健康，對自己的外形也更有自信。

真的很謝謝德志和芷薇，願意和我再一次一起踏上「尋寶」之旅。要說尋寶一點都不為過，他們倆走在前頭挖寶（科學文獻），我在後頭檢視，還真的發現很多他們辛苦挖出的寶藏，是我從來沒看過的，所謂「教學相長」就是這樣。他們找到的文獻，使我對於「飲食─腸道菌─人體各種

病症」之間的關係更為了解，是他們更豐富了我的知識。很高興他們倆這次真的是第一次從無到有，把一本書生出來了。我想德志和芷薇更能體會我在上本書自序中提到的：「營養不只是知識，更是人生與責任。」他們倆傳承了我對營養知識傳遞的精準與執著，因為兩位優秀的學生，讓我的人生更加富足。

此書誕生之際，更讓我感念一路帶領我的恩師們。謝明哲教授是營養界的教父，對學生有教無類，沒有他對我營養學知識的啟蒙，我不可能繼續往營養的道路前進；黃青真教授是營養界的研究女神，她的鷹眼對任何數據都能透徹分析，沒有黃老師對我博士論文的耐心指導，我不可能在營養之路更上一層樓；蔡英傑教授是亞洲益生菌權威，一生致力於研究益生菌，無人能敵，沒有蔡老師對我在益生菌領域的啟發，我不可能理解益生菌的奧妙。感謝三位大師級的恩師推薦本書，無論對我還是本書的專業度都是莫大的肯定。

本書另一位推薦人──是帥氣幽默的黃瑽寧醫師，致力於把小兒科、感染科方面的專業知識，透過白話文傳遞給讀者，令我感佩。感謝黃醫師支持本書，認同腸道菌健康身心靈才會健康，讓更多關心全家人健康的讀者，了解腸道菌相平衡的重要及相關保健。

謝謝一路陪我成長的老戰友──臉譜出版社的夥伴們，每一本書總是給我最大的空間，從主題設定、交稿日期、排版樣式，可以說是非常「縱容」我，一路看著我從沒沒無名的作者到有些小成就，臉譜出版社絕對是背後重要的推手之一，到現在跟我就如家人般地彼此信任，是多麼不容易的緣分。

最後要謝謝我親愛的家人。感謝我的父母對我一路的信任與栽培，才有現在的我，雖然我年邁的父母現在應該已經無法理解我寫作的內容，但是我相信他們對我能把所學貢獻給社會感到驕傲。更要謝謝我的先生，從認識我到現在，只要我決定要做的事，

一定支持到底，女兒和兒子也都不讓
我操心。除了我自己有好好吃東西以
外，有你們給我最多的愛與包容，才
能讓我的身、心、靈都有了「好體
質」！

|作者序二／翁德志|
後疫情時代，打造健康新「腸」態

　　成長記憶中，「垃圾吃，垃圾大！」是厝邊頭尾、街坊鄰居廣為流傳的話語。「不乾不淨，吃了沒病」，不僅是老一輩所傳承的觀念，對大多數人而言，也是過去物資欠缺、生活水準較差的年代，為了明天的氣力，先填飽肚子再說的生存之道。我很幸運，誕生在台灣經濟起飛的年代，兒時的飲食記憶不是只有家常便飯，還有自助餐／快餐便當、鹽酥雞、夜市鐵板牛排……（甚至羨慕隔壁同學生日或是考試完可以到連鎖速食店慶祝），飲食不僅只是飲食，更是一種人與人之間的情感連結。但對微生物的認識，也僅停留在衛生清潔、保存腐敗或傳染致病等淺薄概念。大學念的是保健營養學系，老師們時常提到「We are what we eat」（吃什麼，像什麼），隱約又牽動起兒時的記憶，並在專業課程學習到「If the gut works, use it!」（如果腸道有功能，就用吧！）。那時候才知道，原來營養的介入與支持，可以協助患者逃離死神的魔爪，降低腸道黏膜因禁食過久發生萎縮崩解，避免腸道細菌轉移至血液中，引起發炎、敗血症、多重器官衰竭等不良預後的發生風險。

　　嚴格來說，自己真正與腸道菌結緣，應該是碩士班的時候吧（雖然大家稱呼我的英文名 Jim 諧音也是「菌」）。那時候，沒日沒夜地坐在實驗室操作台前，分離與純化泡菜、醬油等發酵食品中的菌種；我永遠記得，有一天指導教授還心血來潮，拿出不具名的糞便樣本要我們「煉金」，期望藉由分析鑑定技術，在上百盤微生物培養皿中，找到可增加人體內異黃酮素（黃豆中所富含的植化素）吸

8

收效率的潛力益生菌。緣分就是這樣地奇妙，從沒想到多年後，自己竟有機會與優秀的營養專家及出版團隊相遇，推出以天然植物營養素為主題的醫療保健書《天然植物營養素，啟動健康正循環，打造人體最強防護力》；兩年後的現在，原班人馬再次合作，為大家組成知識探險隊，一窺腸道菌領域的神祕面紗，挖掘「腸」保安康的知識寶藏。

過去受限於研究設計與分析技術，有關腸道菌與健康的研究，並非學界主流的研究議題。然而，隨著基因定序技術漸臻成熟，國內外紛紛掀起大型的微生物體研究計畫熱潮，藉此探討這些肉眼所無法看到的微生物群於人類飲食行為、生化代謝、免疫與疾病中所扮演的角色和影響，「飲食－腸道菌－健康」儼然成為當今新顯學。美國國家衛生院（National Institutes of Health, NIH）於 2020 年 5 月，首次以營養科學的角度發布十年戰略計畫（2020-2030 Strategic Plan for NIH Nutrition Research），提出「精

準營養為全民」（Precision Nutrition for All）之願景，其中四大戰略核心目標包括：(1) 透過基礎研究促進科學的發現及創新：了解「吃什麼會如何影響我們？」；(2) 探索飲食與行為改善健康的作用：了解「該吃什麼，何時吃？」；(3) 明確營養對於各個生命週期的影響：回答「吃什麼能夠促進一生的健康」；(4) 減輕臨床疾病負擔：擴大營養對於疾病作用的影響；並將「飲食－宿主（也就是人類）－腸道菌群」之間相互關係的研究，列為計畫重點目標。換句話說，營養科學的發展，已逐漸從群體延伸至個人、從單維度思考擴充至多維度思維，以實現我們營養狀態最優化之建議與介入，而本書也依據上述脈絡，如實地展現「飲食－腸道菌－健康」在各生命階段的最新研究現況。

這是一本全面解析食物、腸道菌與全身心健康的健康書籍，內容以實證醫學為基礎，引經據典為大家提供正確的知識與觀念。我永遠不會忘記吳映蓉老師的提醒：「健康傳播者，要

有專業與良知；越有影響的人，內容表述要越小心」。我也常常反問自己，被「教學、研究、輔導、服務」工作進度追著跑的大學教授，教書之外的意義與使命感又是什麼？老師曾說，寫作要有初心，過程雖然很辛苦，也要苦中作樂，一點一滴地完成。感謝敬愛的吳映蓉老師亦師亦友的指導；謝謝我的好夥伴芷薇，總是在第一時刻神救援，與我共同完成了這趟寫作旅程；謝謝讓本書呈現最好樣貌的幕後英雄們。最後，感謝全力支持我的家人與菌的好夥伴「維生素K」，因為有你們的體諒與包容，讓我能全心專注於研究工作，在工作與理想中取得最完美平衡，雖然你們總是不太清楚我在忙什麼，謹以此書獻給你們。

醫學之父希波克拉底很早就提出「所有疾病都始於腸道」；而身處於後疫情時代的我們，這些看不到的微小生物，更凸顯出人類的渺小。謝謝此刻正在翻閱這本書的你，與我們防「微」杜漸，了解這些隱形居民不為人知的故事，期許這些內容能成為你與孩子、親人、同事、朋友間的共同話題；更希望大家可以藉由我們精心設計、簡單易上手的美味護腸料理與飲品，由內而外，感受食物對於全身心的影響，吃出更好的未來。

歡迎你與我們一起往下閱讀這些與腸道菌相關的最新「腸」識，打造後疫情時代全新「腸」態的健康人生。

作者序三／李芷薇

秒懂「飲食－腸道菌－健康」的腸道菌營養學

2020 年下半年，我與吳映蓉老師、德志學長繼合著《天然植物營養素，啟動健康正循環，打造人體最強防護力》一書後，再度「手癢」推出新書，持續將正確的營養知識分享給讀者。在此要先感謝編輯們鼎力相助，與我們敲定大綱，催生本書。然而，計畫趕不上變化，兩個月後，我因緣際會前往英國展開異鄉新生活近一年。在疫情最為艱困的時期旅居海外，對於疫情帶給生活上的不便相當有感。由於身為營養師，同為醫護體系的成員之一，格外了解疫情造成各國醫療系統的沉重壓力。疫情期間，許多醫院不得不暫停非緊急醫療服務或治療，像是基本的健康檢查、過敏、一般性腸胃炎、蛀牙補牙、青春痘、失眠等。正是因為大環境的轉變，啟發我更加重視平時健康的維持，以減少不必要

的就診需求。「不可以生病」成了我們在海外生活的首要目標，更深切體悟「預防疾病」及「促進健康」等預防醫學概念應大力推廣，呼應當初執業的初心——「想讓更多人接觸健康飲食，以守護大家健康」。

根據多年在社區及企業講座的經驗觀察，大多數人接觸醫療科學資訊時，往往因其複雜或艱澀而打退堂鼓，導致難以輕鬆吸收，更遑論建立均衡飲食的習慣。因此我萌生推廣「秒懂營養學」的心願，把健康觀念講入人心，讓上班族、學生及社區居民都能輕鬆吸收營養知識、活用營養觀念，實踐於選購食材、烹調料理及進食用餐的日常生活中。為了貫徹「食物很簡單，營養學當然也可以秒懂！」的核心理念，我也在寫作、教學及演講等各種場合，不斷複習並精

進內容，保持更新資料庫與圖像化知識的習慣，將好消化的營養學知識分享給大家。

很榮幸再次與兩位優秀的前輩合撰本書，使我的初心再度感受到共鳴。我們將新近的醫學文獻與實證營養科學資料寫成「白話文」，希望讓讀者朋友們輕鬆掌握腸道菌對全身心健康的助益。

「腸道好菌數量決定人體腸道健康」的概念已經廣為人知。近年來，透過越來越多醫學研究證實，腸道好菌與過敏、高血壓、青春痘、經前症候群、更年期問題、心血管疾病、睡眠困擾、骨質流失、憂鬱情緒等全身心的疾患息息相關。換句話說，想要照顧好全身心的健康，第一要務便是透過健康飲食，讓好菌願意成為我們肚子裡的常住居民。本書的主旨之一，就是陪讀者一起了解「飲食─腸道菌─健康」之間的連動關係，以更正確的飲食打造最佳的腸道菌狀態，達成全身心健康的大目標。

我常與講座聽眾分享一個重要觀念──「了解營養，你就會發現世界上沒有不營養的食物！」因此我不會貿然地建議大家進行嚴格的飲食限制，如果失去飲食的愉悅感，又不見得能達到健康目標，實在太不划算了。我向來主張，透過多元的食材搭配，不僅能維持吃進多種美食的享受，還能藉由各種食材的特性截長補短，使我們攝入均衡營養素，促進更全面的健康，且能避免因為不當的飲食限制造成的負面效果。為了讓讀者能透過本書對應適合自己的飲食搭配，最後一個章節提供實用的保健食譜，歡迎大家親自動手做，享受健康又美味的餐點！期待讀者可以透過本書增進生活營養知識，擁抱更健康、更美好的生活。

順利完成本書，是我推廣健康飲食路程中的重要里程碑，我要感謝這趟寫書大冒險中一路相助的吳映蓉老師與德志學長，陪我一起爬梳科學文獻，撥開腸道菌一層又一層的神祕面紗。老師與學長的陪伴為這段書寫時光增添了不少色彩，相信日後回想

時，一定會覺得這是一段很酷、很值得、很美好的探索之旅。再次感謝臉譜出版社的所有夥伴，給予我最大的包容、支持及鼓勵，並且關照每一個細節，讓本書有最完好的樣貌。最後，再次感謝親愛的家人與我的「菌群」，伴我走過一段又一段的旅程，做為我最堅強的後盾，讓我保持活力又健康的狀態，持續從事我熱愛的工作，讓更多人「秒懂營養學」。

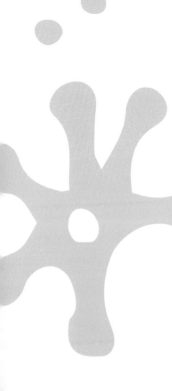

| 目次 |

Part 3
日以為「腸」的飲食建議與食譜 —— 179

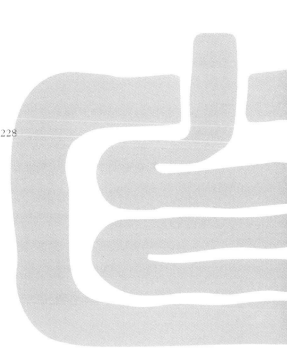

現代人必修的健康「腸」識：腸道菌對了，身心就健康！

在地球的發展史上，人類的出現遠不及微生物來得久遠。然而，一般民眾對於微生物的認知，多半仍停留在食品保存與腐敗、乳製品或麵包發酵，甚至是電視廣告強力放送的益生菌產品廣告。當全球受到新冠肺炎疫情的衝擊，才越來越多人開始注意到，原來那些肉眼看不見的微小生物群，深深影響著人類的健康與發展。

我們的腸道，其實是微生物居住的大本營，與我們共生共存，一同維持複雜且動態的生態平衡。隨著相關大型研究的發展與推進，科學家們發現，失眠、皮膚炎、過敏、青春痘、憂鬱、記憶力下降、容易分心、骨質疏鬆、心血管疾病等這些大大小小、從生理到心理的病症，都與腸道菌相的組成息息相關——原來這些居住在腸道中的微生物，操控人體健康的能力，遠超乎我們的想像。隨著相關的研究越來越深入，我們也越來越清楚，吃進去的每一口食物，都會影響駐足在我們腸道中數以「兆」計的微生物。鑑於國內缺乏全面解析食物、腸道菌與全身心健康的「護腸」書籍，於是我們再次陪伴大家進入腸道菌知識領域，教你如何透過飲食吃出影響力，為自己與全家人打造健康的腸道與菌相，啟動「腸道菌對了，身心就健康」的生活。

如何使用這本書

我們將以深入淺出的方式，為讀者揭開腸道菌的神祕面紗，從檢測自己的腸道快樂指數、基本知識、相關症狀到護腸食譜，為你打造全家人「腸」命百歲的實用指南。翻開本書，你可以這樣閱讀：

步驟一：翻閱第一章〈健康從「腸」計議，認識腸道菌與健康的關係〉

我們雖然無法從外表一眼看出我們的腸道是否健康，但藉由本章的十三個小問題，可快速「透視」自己與家人的腸道是否快樂，腸道越快樂，我們身心的健康狀況也越良好！而之後的章節內容，也多是由這些問題情境進行延伸。除此之外，想要腸道好菌變多，絕對不是只依靠補充益生菌這麼簡單。本章也將帶你建立健康腸道的基礎「腸」識、了解營養腸道的正確觀念與食物選擇，才能為自己及家人趨吉避凶、「腸」保安康。

步驟二：想解決特殊困擾，記得看第二章〈現在就這麼做！一家人實踐「腸」命百歲的生活方式〉

這個章節蒐羅了生命不同階段常見的二十五種病症與健康議題，從「食物─腸道菌─健康」的三角關係，解析患病的起因及解決方式，讀者可以依據感興趣的議題，或是自己、家人想解決的特殊困擾，找到對應的章節閱讀。我們以科學研究結果為依據，帶大家跟著營養師一起透過飲食，進一步強化腸道菌相的穩定，打造健康的全身心！越來越多的證據顯示，腸道菌與疾病的發生與治療，存在著密不可分的關係與連結。舉凡廣為人知的整腸健胃、免疫調節與過敏，甚至到心血管（高血壓、造血）、大腦（憂鬱、過動症）等不同器官組織病症；或是婦幼（經前症候群、蛀牙、異位性皮膚炎）、成年（壓力、失眠、情緒性飲食）、高齡（更年期、肌少症、骨質疏鬆）等不同生命階段、大大小小的健康議題，通通都與我們腸道中的菌叢生態息息相關。這一章節的內容絕對值得大家仔細研究。其中，每一篇都附上了「腸」被忽略的知識，我們爬梳整理腸道菌的最新研究成果，以貼近日常生活的話語解釋，你將會訝異，原來「萬病根源始於腸道」並不是危言聳聽，腸道菌對健康的影響力遠遠超乎我們的想像！

步驟三：翻閱第三章，讓你不僅「了

解」營養對腸道菌的影響，更學會如何「吃到」營養，由內而外打造健康好體質

　　看過第一章及第二章後，相信你已經明白哪些食物可以影響我們腸道「好菌」與「壞菌」的生態平衡，也掌握不少「留住好菌」的基礎原則，迫不及待地想要為自己或家人準備一份「腸」壽飲食。在第三章中，我們針對 25 種與腸道菌有關的健康議題，設計出 75 道簡易、快速又美味的健腸食譜，有相關困擾或追求全身心健康的讀者，都能透過這些家常料理或飲品，讓腸道充滿元氣，吃出健康與「腸」壽。

步驟四：翻閱第二章內文中的「進階『腸』識」

　　第二章每篇最後的「進階『腸』識」，是我們費心整理的最新腸道菌相關研究資料，對於專業知識有興趣或需求的讀者可以進一步閱讀，對於醫護專業人士也極具參考價值。雖然這裡會出現許多大家不熟悉甚至沒看

過的腸道菌名，但這些肉眼看不見且難以計數的微生物群，長期與我們共生共存，隨著我們的年紀、飲食與生活習慣消長變化，影響我們全身心的健康與狀態。我們期望透過這些「研」之有物的科學佐據，為大家建立「見微（生物）知著」的保健新思維。

　　本書沒有譁眾取寵的救命故事，也沒有神話般的飲食方法，但是，書中所提供的腸道菌與全身心健康有關的知識及飲食建議，都有醫學科學佐證，而且能讓你在生活中輕鬆地實踐，是一本生活應用與專業知識兼具的工具書。要打造營養「腸」勝軍，需要一步一腳印地經營，絕非一朝一夕就能看到成效。但是，只要擁有正確的飲食觀念與習慣，長期下來，我們絕對感受得到身心靈脫胎換骨，「腸」保健康。讓我們一起從「腸」計議，打造自己及全家人的「腸」命百歲優質生活！

Part 1

健康從「腸」計議，
認識腸道菌與健康的關係

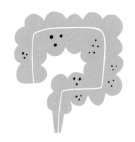

| 1.1 |
你的腸道「快樂」嗎？

　　許多日常生活的習慣，例如各種飲食的型態、潔牙的習慣、喝酒的頻率等我們沒留意的小地方，都可能會影響腸道中菌相的平衡。什麼是菌相？如果簡單且粗淺地形容，可以說「好菌比較多，就是菌相比較好」，相反地，「壞菌比較多，就是菌相比較差」。

　　菌相好不好跟我們有什麼關係呢？我們可將常駐在人體腸道中的微生物，想成一大群小小人住在腸道中，而這些人之中有好人也有壞人，兩方之間會互相抗衡。當好人比較多時，壞人就處於弱勢；當壞人比較多時就會開始作怪，好人便處於劣勢。而且，這些小小人們神通廣大，不管是好人或壞人，都有辦法控制宿主，影響宿主的健康。關於它們是如何影響宿主的，第二章會有更詳細的說明。

　　我們無法從外表一眼看出腸道中的「菌相」到底好不好，但我們可以透過下面這些簡單的問題，評量出腸道的「快樂指數」，來評估腸道菌相的好壞。快樂指數越高，表示身心的健康狀況越好，腸道越快樂，我們也會越快樂！

測測你的腸道有多快樂

　　回答以下問題時，請將符合自己狀況的選項號碼圈起來，最後做加總，就可以用這個總數來評估你的腸道快樂指數！

一、我吃進去的益生菌夠嗎？

1. 我不敢吃任何發酵的食物（如優格、優酪乳、養樂多、泡菜、納豆等），平時也沒有吃益生菌保健食品。

2. 我平時會吃發酵的食物，但我沒有

刻意吃益生菌保健食品。

3. 我不敢吃發酵的食物，但我有補充益生菌保健食品。

4. 我很愛吃發酵的食物，也同時補充益生菌保健食品。

二、我吃進去的纖維質及植化素夠嗎？

1. 我非常討厭吃各種蔬菜，水果也不太愛吃。

2. 我很討厭吃蔬菜，但是有吃一些水果。

3. 我沒有刻意去吃蔬菜和水果，但是每天都會吃到蔬菜和水果。

4. 我知道蔬菜和水果的好處，所以每天會刻意去吃足量的蔬菜和水果。

三、我的維生素 D 夠嗎？

1. 我超級討厭曬太陽，盡量待在室內，而且也很討厭吃魚貝類、肝臟、牛肉、雞蛋等食物。

2. 我真的好討厭曬太陽，盡量不出門曬到太陽，不過我不排斥吃魚貝類、肝臟、牛肉、雞蛋等食物。

3. 我有時會刻意曬一下太陽，也滿喜

歡吃魚貝類、肝臟、牛肉、雞蛋等食物。

4. 我每天都會曬太陽約 10 分鐘以上，而且不會刻意擦防曬乳。每天也都會吃到魚貝類、肝臟、牛肉或雞蛋等食物。

四、我的飲食會不會鈉含量太高？

1. 我超級喜歡喝麻辣鍋的湯、泡麵的湯、拉麵的湯，越有味道的湯頭我越愛，不但喝很多而且天天喝不膩；此外，我吃任何東西都要沾醬，沙茶醬、番茄醬一定少不了。

2. 麻辣鍋的湯、泡麵的湯、拉麵的湯等有味道的湯頭偶爾會喝，但通常喝不了很多。不過，吃東西沾醬是必備的，吃火鍋一定要沾沙茶醬、吃薯條一定要沾番茄醬呀！

3. 不是很愛麻辣鍋的湯、泡麵的湯、拉麵的湯等重口味的湯頭，只偶爾喝一下。吃東西沒有沾醬也無所謂，可以吃食物的原味。

4. 不喜歡喝重口味的湯，我覺得負擔很大。吃東西我喜歡吃食物的原

味，所以幾乎不沾醬料。

五、我會吃太多甜食嗎？

1. 沒吃到甜食我會覺得生命沒意義，會想去死，所以常常主動去買。
2. 有時候想到才會去買，朋友或家人拿給我吃時，不會拒絕，而且會吃得很開心。
3. 從不主動購買，只有特殊節慶朋友家人送我時才會吃。
4. 拒絕甜食，縱使人家送我吃，我也會婉拒。

六、我會不會吃太多油脂？

1. 幾乎每天都會吃炸雞、鹽酥雞、炸薯條等油炸物，滷肉一定要吃肥肉，覺得這樣人生才享受呀！
2. 大概週末或是覺得想要放鬆一下時，才會主動去買炸雞、鹽酥雞、炸薯條等油炸物。肥肉和雞皮有機會時也會吃一下。
3. 不會主動去買油炸物，肥肉和雞皮也很少吃，除非是有人請客，才偶爾吃一下。

4. 幾乎不碰油炸物，也不吃肥肉和雞皮，就算有人請客也會拒絕，這是飲食原則。

七、我飲食中的 omega-3 脂肪酸夠嗎？

1. 我很討厭吃海鮮，所有魚類、貝類都不碰。此外，也很討厭吃堅果類的食物，如核桃、亞麻仁籽。
2. 我不吃海鮮，但是，有時會吃些核桃、亞麻仁籽等當零嘴。
3. 我還算喜歡吃海鮮，每週都會吃一些魚類，如鮭魚、鯖魚、沙丁魚、秋刀魚等，牡蠣我也挺愛吃的。有機會我也會吃一些堅果類的食物，如核桃、亞麻仁籽。
4. 我特別愛吃海鮮，幾乎每天都會吃鮭魚、鯖魚、沙丁魚、秋刀魚或牡蠣等海鮮。此外，我也會每天吃一些核桃、亞麻仁籽。

八、我是哪種肉食性動物？

1. 我是肉食主義者，尤其特別愛吃紅肉，像豬肉、牛肉、羊肉等，我幾乎「三餐」都要吃個夠，也愛吃像

香腸、火腿、臘肉這種加工肉製品。而且，我不喜歡吃蔬菜、豆類等蔬食。

2. 雖然我幾乎「每天」都吃紅肉，如豬肉、牛肉、羊肉及香腸、火腿、臘肉等，但也不排斥吃蔬食。

3. 我每天不是只有吃紅肉，也會進食雞肉、海鮮等白肉，而且我會配著蔬食一起吃。

4. 我每天都大量攝取全穀類、蔬果等植物性食材，而我也比較喜歡吃雞肉、海鮮等低脂肉，不太喜歡紅肉。

九、我吃的蛋白質是哪一種？

1. 要吃蛋白質一定要紅肉呀！所以我每天都吃特多的牛肉、豬肉、羊肉等來補充蛋白質。

2. 只要是動物肉就可以補充蛋白質，所以我不挑剔，除了牛肉、豬肉、羊肉以外，也會吃雞肉、海鮮和蛋。

3. 我除了吃動物性蛋白質，如肉、魚、蛋之外，也會吃黃豆、毛豆、黑豆，以及它們的製品，如豆漿、豆乾、豆腐來補充蛋白質。

4. 我以吃植物性蛋白質為主，每天都吃黃豆、毛豆、黑豆，還有它們的製品，如豆漿、豆乾、豆腐來補充蛋白質。

十、我喝咖啡嗎？

1. 我完全不喝咖啡，一口都不喝。

2. 有朋友請我喝，或是有場合可以喝咖啡時，我才喝一下。

3. 我大概兩、三天才喝一杯咖啡。

4. 我每天至少喝一杯咖啡，但是不超過兩杯。

十一、酒對我的人生很重要嗎？

1. 人生太苦悶，只有酒了解我，所以每天一定要喝到醉才能面對人生。

2. 應酬太多，一週好幾攤喝酒趴，雖然自己也挺愛喝，但有時也會覺得人在江湖身不由己。

3. 偶爾朋友聚餐，才會一起喝喝小酒，放鬆一下心情。

4. 我是滴酒不沾的人，酒對我而言，一點都不重要。

十二、我是不是很懶得運動？

1. 我非常懶得動，討厭流汗的感覺，所以能坐絕不站，能躺絕不坐。
2. 偶爾想到還是會散散步或動一下，但總是三天捕魚，兩天曬網。
3. 一週至少會找時間運動一次，每次運動也有三十分鐘以上，而且運動時會流汗。
4. 我會規律地在固定時間運動，每週三次，每次都會超過三十分鐘以上，運動時會有點喘，而且流汗。

十三、我每次吃完東西以後有潔牙的習慣嗎？

1. 沒有潔牙的習慣。
2. 偶爾想到再漱漱口。
3. 常常吃完東西後會去刷牙。
4. 吃完東西一定會用牙線潔牙，並刷牙漱口。

你的腸道「快樂指數」有多高？

以上十三道題目，你總共獲得幾分呢？

13 ～ 26 分：你的腸道現在非常不快樂，因為你平時都在虐待它，再不好好善待，它可能會讓你生病喔。

27 ～ 39 分：你的腸道雖然沒有很不快樂，但也沒有很開心，你的某些飲食習慣要改進，當腸道越快樂，身體才會越健康！

40 ～ 52 分：基本上，你的腸道算是快樂的，因為平常對它不錯，但希望分數能再提高，當腸道非常快樂時，你就能「腸」命百歲。

不管你的腸道「快樂指數」有多高，都邀請大家繼續往下閱讀，一起來認識腸道菌與健康的關係！

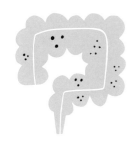

1.2
腸道如何跟大腦對談？
竟然是透過微生物傳送訊息！

你覺得人體的細胞總數比較多，還是腸道內微生物的總數比較多？答案是：腸道內微生物的總數比較多——腸道中細菌總數竟然是人體細胞總數的 10 倍以上！腸道微生物群是一個複雜而動態的生態系統，由數百種不同的微生物組成。令人驚訝的是，科學家發現人體腸道的微生物總重量竟然高達 1.5 公斤，而且這些微生物的基因總數量，竟然比人體的基因總數多 100 倍。難怪許多學者常開玩笑說：「也許，人類並不是細胞組成的，而是由腸道微生物所構成的！」

腸道菌只有好菌與壞菌嗎？

眾多的腸道微生物中，「居民總數」最高的便是細菌了，科學家甚至發現，我們所排出的糞便總重量中有高達 60% 是細菌所組成。如果將居住在人體腸道中的細菌進行分類，大致可以分成「益生菌」（俗稱為好菌）、「有害菌」（俗稱為壞菌）及「伺機菌」。當人體好菌越多時，腸道表現越健康；相反地，壞菌越多時，腸道健康失衡風險就越高。此外，伺機菌會根據腸道內好菌與壞菌的競爭狀況，而選擇性地支持占有優勢的那方，可謂是細菌界的牆頭草！

因此，為了要穩定腸道菌相的平衡，必須增強腸道中好菌的總數量，才能讓伺機菌願意乖乖當個「好孩子」，一起幫助腸道運作更順利、更健康。值得一提的是，腸道中的某些好菌也並非時時都是個好孩子！有些細菌雖然外表是好菌，但遇到特殊情況時突然會變成做壞事的傢伙，例如：促進腸道健康的的好菌之一乳酸桿菌屬（*Lactobacillus*），在口腔中卻可能

是導致蛀牙的凶手。基於腸道菌彼此之間複雜的「社會關係」，學者專家認為與其一味地追求「強化某特定菌種的數量」，不如利用均衡的飲食來打造「健康的菌相平衡」。

腦部是身體的主控者嗎？難道還有別人？

你覺得身體的主控者是誰？你的答案可能是「大腦」。確實，大腦就像是電腦的主機一樣，可以發號司令給肌肉與神經，使我們的手腳、器官聽令於它，而順利執行生活、學業與工作等任務。但是，人體既深奧又神祕，雖然大腦在我們頭部，而腸道在我們的腹腔中，兩者距離很遠，但是卻透過「腸－腦軸」的神經、免疫與內分泌系統，互相影響對方的運作。換句話說，「腸－腦軸」是大腦和腸道兩個系統間的溝通橋梁，透過這樣特殊的設計，也使得腸道菌具有影響腦部健康的能力，難怪越來越多學者認為：「腸道是人體的第二個大腦，維持腸道菌健康就能促進大腦健康！」

身處腸道中的細菌，如何傳訊息給遠端的腦部呢？

「腸－腦軸」就像是網路，讓大腦與腸道可以直接進行溝通，然而令人好奇的是，身處腸道中的細菌要如何「傳訊息」給大腦？原來，腸道菌所發送的「簡訊」，主要是由細菌本身製造的代謝物、荷爾蒙、神經傳導物質或衍生的發炎物質所組成，這些簡訊透過「腸－腦軸」的神經、免疫與內分泌系統所構成的網路，就可以送往遠端的大腦，以改變大腦的功能與狀態。舉例來說，記憶力不佳、對甜食的強烈偏好、慢性壓力、憂鬱症及注意力不集中過動症等大腦相關問題，其實都與失控的「腸道菌－腸－腦軸」有關。由此可知，腸道菌對於大腦調控能力與腦部健康具有非常大的影響力，有些科學家甚至認為，腸道菌可以視為身體的器官之一。（如果你迫不及待想了解失控的「腸道菌－腸－腦軸」所帶來的健康威脅，可以先翻閱 Part 2。）

不只控制大腦，腸道微生物其實控制全身心健康！

　　「有的時候，我都不認識我自己了……」這句話也許是真的，因為腸道菌對你的影響力不限於腦部。近年來，越來越多醫學研究發現，腸道菌操控人體健康的能力，遠超乎我們的想像！研究發現過敏、高血壓、青春痘、經前症候群、腸道症狀、更年期問題、心血管疾病、睡眠困擾、骨質流失等症狀或疾病，皆與失衡的腸道菌相有關。換句話說，想要照顧好全身心的健康，第一要務便是利用健康的飲食來吸引好菌，讓好菌願意成為我們肚子裡的常住居民。接下來將帶大家進一步了解「飲食—腸道菌—健康」彼此之間的三角關係，以便打造最佳的腸道菌狀態，守護我們的健康！

參考資料

Cho, Clara E., and Mikael Norman. "Cesarean section and development of the immune system in the offspring." American journal of obstetrics and gynecology 208.4 (2013): 249-254.

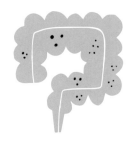

| 1.3 |
如何透過飲食強化腸道健康

健康飲食，讓腸道中的好菌捨不得退房！

如果把腸道中的好菌比擬成我們肚子裡的「房客」，那麼身為飯店管理員的我們，當然要提供最好的「客房服務」，才能讓這些好菌滿意到不想「退房」，離開我們的腸道！特別是科學家發現，住在人體腸道的細菌房客們，其生存與代謝深受我們飲食中的物質所影響，當我們吃的食物類型改變時，腸道內好菌與壞菌的數量、腸道菌代謝物的表現也會隨之改變，進而影響我們的全身心健康。相關研究在在顯示，想要有最健康的腸道菌相，一定要更留心我們餐盤中所盛裝的食物內容！

腸道中的好菌房客，以哪種營養素為主食呢？

說到腸道好菌最愛的食物，非「膳食纖維」莫屬了！由於我們體內沒有可以分解膳食纖維的酵素，所以無法消化及吸收膳食纖維；相反地，腸道中的好菌卻具有分解膳食纖維的能力。其中，最具代表性的好菌，就是廣為人知的乳酸桿菌屬與雙歧桿菌屬（*Bifidobacterium*，俗稱「比菲德氏菌」），它們會利用膳食纖維進行發酵作用，而產生腸道菌自身所需要的能量與「短鏈脂肪酸」。有趣的是，這些短鏈脂肪酸就像是好菌回饋給我們的「房租」一樣，人體的腸道會吸收或利用短鏈脂肪酸，來維持腸道健康、最佳免疫力、抗發炎及抑制腸道壞菌生長。

換句話說，只要提供含膳食纖維的「美味主食」，就能夠留住腸道中的好菌，獲得做為房租的短鏈脂肪酸，

而擁有保護健康的護身符。這筆交易聽起來相當划算吧！值得一提的是，研究還發現 omega-3 脂肪酸與植化素也可以幫助腸道留住好菌，因此，記得也要定期幫好菌準備含有 omega-3 脂肪酸與植化素的「點心」唷！接下來，就讓我們一起了解哪些飲食習慣，可以打造好菌最愛的美味餐點。

原因公開！為什麼營養師很少吃白米飯？

比起精製白米煮成的白米飯，未精製的全穀雜糧類可以提供更多的護腸必需營養素，包含膳食纖維與植化素。以糙米為例，糙米飯的膳食纖維是同樣分量的白米飯的 6 倍，可以有效地幫助腸道中的好菌生長，甚至有研究發現，攝取糙米飯可以降低大腸癌風險。其他像是紫米、五穀米、南瓜、地瓜、馬鈴薯、小麥或燕麥等食材，也是屬於未精製的全穀雜糧類，平日可以利用這些食材取代精製的白米、白麵包、白饅頭，獲取更多養好菌必備的膳食纖維與植化素，想要留住腸

道好菌房客的人千萬不要錯過唷！

豆、魚、蛋、肉，誰比較營養？

其實，豆、魚、蛋、肉都可以提供優質蛋白質，不過，針對想要護腸健康的人，營養師強烈推薦以豆與魚兩大類食材做為日常的主要菜色。首先，含優質蛋白質的豆類，是指黃豆、黑豆、毛豆等大豆與其製品，這些大豆類食材不僅不含膽固醇、脂肪含量低，而且可以提供好菌熱愛的膳食纖維與植化素。而魚類及海鮮所含的脂肪通常比肉類少，還可以提供腸道好菌喜歡的 omega-3 脂肪酸，特別是鮭魚、秋刀魚、鯖魚等，更是低重金屬汞的海鮮好選擇。想要有最健康的腸道菌平衡，記得要多多選擇大豆類、魚類海鮮做為餐盤中的主菜！

吃多少蔬菜，才足夠守護腸道健康？

相信很多人都明白蔬菜是促進腸道健康的重要功臣，不過卻不一定知道一餐應該要攝取多少量。其實，每餐蔬菜的分量要比自己的拳頭大一點，

且同時食用菜葉與菜梗，才能獲得足夠的膳食纖維。值得一提的是，不同顏色的蔬菜會提供不同營養素與植化素，而能生成不同的健康保護力。這也難怪，營養師們常常開玩笑地說：「想健康的人，就該當個『好色之徒』。」餐餐都要攝取多種顏色的食材，才能打造健康好體質。

喝果汁，可以獲得「護腸營養素」嗎？

水果打成果汁後，其護腸效果恐怕也會打折。水果含有膳食纖維與植化素等護腸營養素，然而為了追求適口性，市售或自製的果汁多半會過濾掉果渣，這些果渣主要是水果裡的膳食纖維。換句話說，當我們濾渣的同時，果汁就損失了大量好菌最愛的膳食纖維，護腸效果當然就大打折扣了！再加上，大部分的果汁於製作過程中會額外加糖，因為喝果汁而多攝取的精緻糖，不僅會導致我們額外攝取更多的熱量、增加肥胖風險，甚至會促進腸道中的壞菌增生，造成腸道菌相失衡。因此，想要獲得水果的護腸功效，

最好還是直接吃整顆水果，偶爾想喝點果汁時，記得把握「不加糖」、「不濾渣」兩大護腸原則。

想要留住好菌的人，建議三餐都要有一份水果，每份水果約為一個拳頭大小。通常便利商店販售的 15 公分大小的香蕉，相當於兩份水果，大家要特別留意，不要過量唷！

完全無油的飲食，反而不利腸道健康！

隨著健康意識抬頭，民眾開始懂得盡量避免高油的飲食型態，許多市售餐盒也因此推出強調「無油」與「水煮」的餐盒選擇，以水煮為主要的烹調方式，許多餐點也不使用油品進行調味。然而許多人並不知道「完全無油的飲食，反而不利腸道健康！」油脂是腸道潤滑劑，若僅攝取高纖食材而不碰油，將會使腸道中的「便便」難以前進，進而產生代謝或便祕問題。因此，想要腸道健康的人，不該一味地害怕油脂，而是選用「好油脂」來取代不適合的油脂。

舉例來說，我們應該選擇橄欖油、葵花油、亞麻籽油等植物油做為好油脂的來源，並以此取代豬油、棕櫚油、椰子油、動物皮或肥肉等不適合的油脂來源。此外，營養師也建議不妨將堅果種子類列為每日必吃的食物類別。畢竟，堅果種子類含有必需脂肪酸、膳食纖維、植化素與多種礦物質，這些營養成分也有助於我們留住腸道中的好菌房客，錯過豈不是太可惜了！

身為房東的我們，有機會主動找到腸道好菌房客嗎？

許多研究證實，生理壓力可能會加速體內的好菌流失；因此，當我們面對高壓的生活、忙碌的工作、緊湊的課業或老化的生理變化等問題時，即使努力提供好菌喜歡的食物，卻有可能出現依然留不住好菌房客的狀況。為了避免吉屋待租卻一直等不到好菌房客的窘境，營養師建議大家不妨增加食用泡菜、納豆、無糖優格、優酪乳等含有益生菌食物的頻率，必要

時，也可以依照自己的需求選擇適合的市售益生菌補充品。如此一來，便能主動找到腸道好菌房客，增加腸道中好菌的勢力。

讀到這裡，相信你已經明白飲食如何影響我們腸道中好菌與壞菌房客的平衡，也掌握不少「留住好菌房客」的基礎飲食原則。我們也將說明遇上特定疾病或狀況時，該如何透過飲食進一步強化腸道菌相的穩定，打造健康的全身心！

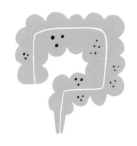

吃對了才有好情緒

除了身體，我們吃的東西還會影響情緒？大家進一步了解腦部的結構、腦細胞彼此之間如何連結和溝通，就會赫然發現，原來我們吃下去的食物會有一部分形成腦的構造，我們攝取的營養素也會影響腦部的運作。而且腦部是一個消耗營養素非常驚人的器官，也是身體的主宰，很可惜腦部的營養卻時常被一般人忽略，而且許多人不清楚情緒也跟我們吃的食物大有關係。

情緒的面向非常廣，負面的情緒包括個性太衝動、莫名的憂鬱、失眠、注意力不集中等，而這些問題其實都可以透過適當的飲食來改善。我們吃下去的東西會影響腦部，很多人會在情緒很糟糕時亂吃，企圖用垃圾食物掃除心中的垃圾，結果，情緒的垃圾反而越積越多，因為吃錯了；我們吃

的不是腦部要的食物，當然得不到大腦善意的回應。

我們接下來就將介紹各種營養素與腦部的關係，進而說明腸道中的菌如何影響腦部作用，讓讀者了解飲食、腸道菌、腦部三者之間如何互相影響。

三大營養素與腦部的關係

飲食和情緒很有關係，我們先由三大營養素談起：

1. 飲食中碳水化合物會影響情緒嗎？

一提到「碳水化合物」，如米飯、麵食、全穀雜糧類等食物，有些人就會想到「胖」！這是極為嚴重且錯誤的觀念，我們絕對不能把碳水化合物從飲食中拿走，一旦拿走這重要的物質，大腦就會生氣。很多人因為減重不吃澱粉，長期下來人的精神會委靡

不振。

基本上，我們大腦在正常狀況下只吃葡萄糖這種食物，而飲食中大部分的葡萄糖又是由澱粉轉化而來或是存在水果中。若我們都不吃澱粉及水果，身體就會啟動防衛機轉，大腦因為沒東西吃，身體就會開始產生一些酮體餵養大腦，也會去分解肌肉釋放出胺基酸，再進到肝臟轉換成葡萄糖讓大腦享用。所以，長期不吃澱粉的減重者，減掉的體重可能大多是肌肉而不是脂肪。

此時，或許有人會想到，既然大腦喜歡吃葡萄糖，我們直接給它甜食讓它高興不是更好？雖說大腦愛吃葡萄糖，但並不喜歡一下子吃太多，而是慢食。大腦希望有固定的量慢慢吃，因為一下子吃太多葡萄糖，胰島素這個糾察隊會把大部分的葡萄糖拿走，反而讓大腦沒食物吃了，此時大腦反而會沮喪、不快樂。

講得科學一點，大腦不喜歡處在血糖高高低低波動的環境下；若要讓大腦的功能正常，血糖濃度一定要穩定，所以應避免吃太過精緻的甜食，以免一下子就被吸收，造成血糖快速升高。選擇主食時，我們應攝取複雜性的碳水化合物，也就是身體必須花時間慢慢消化後才會被吸收的碳水化合物，如糙米、玉米、南瓜、地瓜等富含膳食纖維的主食。此外，吃水果而不是喝果汁，這樣血糖才會穩定，大腦才能慢慢享用它的食物，情緒才會穩定。

2. 蛋白質會影響情緒嗎？

我們所吃的豆類、魚類、蛋類、肉類或奶類都含有蛋白質，大家都知道蛋白質是我們生長發育的重要營養素，身體中的許多荷爾蒙及酵素，也都需要蛋白質提供製作材料。但大家或許不知道，我們腦部數百至數千億個腦細胞之間的溝通，需要靠神經傳導物質來傳遞，它扮演類似郵差的角色，把上一個細胞傳遞的訊息送到下一個細胞，而這種重要的信差多由胺基酸所組成。我們飲食中的蛋白質進入到身體裡會分解成胺基酸，有些

胺基酸則會進入腦部合成神經傳導物質。

由此可見，如果我們吃的蛋白質量不夠，或是吃的蛋白質種類不對，都可能造成腦細胞間的神經傳導出現問題，進而也會產出一些情緒問題。

例如一些減重的人不敢吃任何肉類，只吃熱量較低的蔬菜，這樣長期下來，情緒也會出問題！素食者若沒有選對蛋白質的來源，也容易有情緒障礙，因此，素食者也要特別從黃豆、毛豆、黑豆及其製品，獲得豐富的蛋白質。

3. 脂肪會影響情緒嗎？

飲食中的脂肪來自於我們平常烹飪用的油品，或是存在肉類、魚類、奶類或堅果類中的油脂。談到脂肪，大家只會想到肥胖和心血管疾病，有的人甚至怕到只要是油都把它瀝掉，一滴都不敢吃。但是，大家是否知道我們腦細胞的固態物質有 40 ～ 50％ 由脂肪構成，而這些脂肪和囤積在我們體內造成肥胖的脂肪大大不同，因為

在腦部的脂肪具有功能性，大部分用來組成腦部細胞膜，細胞膜的脂肪結構是否正確，則會大大影響神經傳導物質的釋放與接收，若我們吃進去的油脂都是大腦細胞不想要的油脂，大腦一定不想好好工作。

有些人不敢吃油，無法提供大腦細胞足夠的油脂，這是一種飲食問題。而另外有一些人則是特別愛吃垃圾食物，尤其是油炸食物，吃進身體裡的都是一些氧化油脂，雖然可以讓大腦細胞接受到油脂，但卻是劣質油脂，這又是另一種嚴重的飲食問題。所以大家必須要有正確的觀念，不是怕吃油，而是要知道如何攝取正確的好油。

4. 「維生素」及「礦物質」與腦部的關係

談完提供人體熱量的三大營養素之後，大家應該比較理解這些營養素並不是單純的供給熱量而已，它們都肩負著讓腦細胞健康工作的使命。接下來談維生素與礦物質，雖然這些營養素不會提供熱量，但對身體代謝非常

重要，在腦細胞運作上的重要性絕對超乎想像。維生素及礦物質存在於許多食物中，尤其是蔬菜、水果的含量最豐富，因此，飲食中不可忽略蔬果的重要性。

之前提過，腦細胞之間的聯繫需要神經傳導物質，若沒有這些信差的存在，就算我們有再多的腦細胞也沒有用。然而，這些神經傳導物質絕大部分是由胺基酸代謝而來，一路上都需要酵素的催化，而我們飲食中的許多維生素、礦物質都扮演輔酶的角色，如果沒有這些輔酶，酵素便無法順利工作，就好像一台機器（酵素），少了一些螺絲釘（輔酶），就無法運轉。我們把神經傳導物質的合成過程想成一條生產線，當我們把原料（例如某種胺基酸）送入作業流程時，可以把每一站的機器想成是酵素，而維生素或礦物質就是每一台機器的重要螺絲釘，若生產線上某台機器的螺絲釘鬆了或不見了，都會影響生產。

也就是說，若飲食中一直缺乏某種維生素或礦物質，腦部神經傳導物質的合成會受到影響，進而影響我們的情緒。許多維生素與礦物質都存在於蔬果中，有些人就是不喜歡吃蔬果，這種偏食行為不但造成身體代謝不好，也極可能導致情緒問題而不自知。

飲食與腸道菌、腦部之間的關係

飲食與腸道菌相的關係非常密切，我們吃的每一口食物中的益生質（prebiotics）含量，會影響駐足在腸道中數以「兆」計的細菌。我們吃下去的食物，除了滋養身體外，還要讓腸道中的細菌喜歡，它們吃完後開心，才會發揮影響力，讓我們更健康。關於益生質，除了母乳寡醣在母乳中，是特別給新生兒的禮物外，我們可以從以下飲食中獲得：

1. 可發酵膳食纖維

以往我們定義膳食纖維，就是不能被人體消化吸收的醣類，大致可以分為可溶性膳食纖維與不可溶性膳食纖維。而被獲選為益生質的膳食纖維，則有更嚴格的標準，必須在我們腸道

中可以被細菌發酵，並產生一些活性物質如短鏈脂肪酸等，這些活性物質不但對腸道本身有助益，也有助於全身健康；如果只是留在腸道擔任「清道夫」角色，則會被淘汰。要獲得這一類的益生質，我們必須廣泛地攝取植物性來源的原態食物，如全穀類（糙米、五穀米、玉米等）、根莖類（地瓜、馬鈴薯、南瓜等）、豆類（黃豆、毛豆、黑豆等），還有各種菇類、藻類、蔬菜、水果類，都可以提供可發酵膳食纖維。

2. 寡醣類

也有人把寡醣類歸類在可發酵膳食纖維。我們可以從天然食物中獲得有益生質效果的寡醣，像是果寡糖（fructo-oligosaccharides, FOS），能從蜂蜜、大蒜、黑麥、香蕉、洋蔥、番茄、大麥取得；半乳寡醣（galacto-oligosaccharides, GOS）則可經由乳製品獲得，如牛乳、羊乳、優格等；甘露寡醣（mannan-oligosaccharides, MOS）主要存在於酵母的細胞壁中，

所以可以從市售的酵母產品來獲得。

3. 植化素

提到植化素，大家最熟悉的、成員最多的一個分類就是多酚類，它們最有名的貢獻就是抗氧化力，但是，植化素可以做為益生質倒是非常新穎的發現。有些不能被吸收的植化素，可以在腸道被代謝成許多活性物質，這些活性物質被吸收後，可以促進身體健康，如抑制食慾、降低發炎反應、減少胰島素抗性等。植化素是植物的色素，我們可以利用顏色做為指標，每天吃「黃、綠、紅、白、紫」五種不同顏色的植物性食材，就可以攝取到豐富的植化素。

4. 多元不飽和脂肪酸

很多研究發現，多元不飽和脂肪酸會影響腸道菌相的生長，但這些影響對人體的優劣，有些尚待深入探討。我們先介紹兩種可以擔任益生質的多元不飽和脂肪酸：

第一種是 omega-3 脂肪酸：有研究

發現 omega-3 脂肪酸可以改善懷孕動物的腸道菌群，此外，亦有研究發現動物若在孕期多攝取 omega-3 脂肪酸，可以預防下一代子嗣長大後的焦慮與抑鬱行為，以及降低認知和社交能力受損的風險。因此，建議將鮭魚、鯖魚、秋刀魚等 omega-3 脂肪酸含量高的魚類，放入我們的飲食計畫中。

另一種是亞麻油酸（linoleic acid）：亞麻油酸是人體一定要攝取的必需脂肪酸，它經過微生物的發酵，會產生共軛亞麻油酸（conjugated linoleic acid, CLA）。共軛亞麻油酸能減少脂肪，具有生理活性如抗癌、抗動脈硬化等。基本上，共軛亞麻油酸最早是在反芻類動物的肉和乳汁中被發現，而近年發現人類腸道菌中的雙歧桿菌屬，竟然也有產生共軛亞麻油酸的功能；也就是說，如果我們適量攝取含亞麻油酸的食材，腸道菌可以協助產生共軛亞麻油酸，被人體吸收後而產生健康效益，這就符合益生質的定義了。我們料理時常用的植物油就富含亞麻油酸，如紅花籽油、葡萄籽油、葵花籽油、玉米油、大豆油等，可以在烹調時適量使用。

從以上可知，想從飲食中得到較多的益生質，最有效簡單的方法，就是確保每一餐有四分之三的植物性食材：四分之一是全穀雜糧類，四分之一來自於蔬菜、菇類及藻類，四分之一是水果。另外四分之一的蛋白質食物來源，記得多選富含 omega-3 脂肪酸的魚類及含有纖維的黃豆、毛豆、黑豆及其製品。這樣我們就能啟動飲食中益生質最大的力量，把腸道好菌養得頭好壯壯，當腸道好菌占優勢時，自然而然會釋放好的訊息給腦部。

對的飲食不但可以讓我們的腦細胞完成工作，也可以讓我們合成對的神經傳導物質，更可以滋養我們的腸道好菌，透過腸－腦軸來影響我們的腦部。所以，我們吃的東西一定會影響我們的情緒！

讓我們快樂的十大推薦食物

有些食物可以讓我們的心情愉悅、情緒穩定，以下十種食物在生活中垂

手可得，很容易安排在每天的飲食計畫中，吃對食物，心情自然會變好。

● 麥片

麥片方便又營養，是早餐的最佳選擇。大家對麥片的印象，主要是麥片中的水溶性纖維可以降低膽固醇，但是，大家不知道麥片具有許多幫助腦內神經傳導物質的營養素。像麥片富含維生素 B6，可以合成快樂荷爾蒙血清素（serotonin）、讓我們有鬥志的正腎上腺素（norepinephrine）、讓人有戀愛感覺的苯乙胺（phenylethylamine）以及其他神經傳導物質。麥片中的可溶性纖維更是良好的益生質，可以滋養腸道中的好菌。所以，吃麥片實在好處多多，從早餐就來碗麥片吧，帶著一天的好情緒迎向挑戰！

● 黃豆

黃豆實在是一個非常神奇的食物，可以磨成豆漿、做成豆腐，更鼓勵大家多多利用它來入菜，如黃豆燉飯、黃豆蒸魚等。黃豆不但提供我們豐富的植物性蛋白質，豐富的卵磷脂更是腦細胞膜的重要成分，而且卵磷脂可以代謝成乙醯膽鹼（acetylcholine），是讓我們思緒清晰、有衝勁的神經傳導物質。而且黃豆本身就含有豐富的色胺酸、維生素 B6 及菸鹼素，是合成快樂荷爾蒙血清素的重要食材。此外，黃豆還是含有麩醯胺酸（glutamine）的數一數二食物，可以在體內代謝成 γ－胺基丁酸（γ-aminobutyric acid, GABA），讓我們心情放鬆不焦躁。所以，黃豆是讓我們快樂、放鬆的好食物，有機會就多喝豆漿、吃豆腐，或是以烘乾的黃豆當零食吧。

● 鯖魚

鯖魚是我們常吃的魚類，牠的深海魚油 EPA（eicosapentaenoic acid）及 DHA（docosahexaenoic acid），尤其 DHA 是細胞膜合成不可缺少的原料。鯖魚具有合成快樂荷爾蒙「血清素」的重要營養素，如色胺酸、維生素 B6 及菸鹼素等。而且鯖魚富含的 omega-3 脂肪酸，也是優秀的益生質，可以滋養腸道好菌。以前常聽人說多吃魚會

變聰明，其實也會讓我們的情緒變好喔！

● 小魚乾

小魚乾實在是便宜又營養的食物，拿來燉稀飯、熬湯、煮莧菜，甚至當零食都很好。小魚乾中的鈣質有助於我們神經系統的運作，也是神經傳導物質釋放時不可或缺的營養素。小魚乾還含有豐富的精胺酸、鎂和鈣，有助於一氧化氮的合成，對我們的學習力及記憶力有幫助。此外，小魚乾含有非常豐富的苯丙胺酸（phenylalanine），是合成多巴胺的重要原料，多巴胺可以讓我們有戀愛的感覺。雖然，我不認為吃小魚乾會有戀愛的感覺，但是小魚乾含有很多營養素，確實會讓我們覺得情緒放鬆。

● 菠菜

根據研究發現，如果體內的葉酸不足會有憂鬱現象，其實，這和血清素、多巴胺、正腎上腺素合成不足有關，因為上述三種神經傳導物質，對情緒都有正向的影響，因此，我們應該要多吃一些葉酸充足的食物。蔬菜中菠菜的葉酸含量豐富，雖然菠菜的草酸也高，會抑制鐵的吸收，並不是補鐵最好的蔬菜，卻是補充葉酸的好選擇。此外，菠菜充滿了纖維素及植化素，能幫助腸道好菌的生長。想讓情緒變好，正向思考，不要忘記要常常吃菠菜喔！

● 芭樂

維生素 C 是人體合成多巴胺、正腎上腺素等神經傳導物質不可或缺的營養素。多巴胺讓我們有自信、有快樂的感覺；正腎上腺素則使我們有向上的動力。此外，維生素 C 可以讓壓力荷爾蒙皮質醇（cortisol）的濃度下降，過多的皮質醇會讓我們莫名地焦慮，而且皮質醇是腦細胞殺手，因此多補充維生素 C 對情緒有正向幫助。芭樂是台灣本地水果中維生素 C 含量最豐富的，也是肚子餓或嘴饞時最好的點心。多吃芭樂不但對皮膚好，也會有好心情、好氣色！

● 黑芝麻

黑芝麻非常適合推薦給素食者，喝豆漿時不妨加上黑芝麻，因為豆漿

的鈣遠不如牛奶，加上黑芝麻後就可以把鈣質補起來。鈣質是放鬆心情不可缺少的營養素。黑芝麻也富含多種合成正腎上腺素的營養素，如苯丙胺酸、葉酸、菸鹼素、銅等，這種神經傳導物質會讓我們有衝勁，神清氣爽。黑芝麻無論是當點心、加入飲料或是佐入料理中，不但能提味，也是讓我們有正面情緒的好食物。

● 葵瓜子

葵瓜子是所有堅果中維生素 E 含量最高的，十分推薦。維生素 E 的抗氧化能力，可以保護我們的腦細胞。此外，葵瓜子所含的鎂也非常豐富，能夠幫助代謝壓力荷爾蒙皮質醇，讓我們比較不焦慮。葵瓜子也包含了多種合成快樂荷爾蒙血清素的營養素，如色胺酸、維生素 B6、菸鹼素等。在早餐麥片或沙拉中灑上一些葵瓜子，如同在情緒中灑入快樂的種子。

● 小麥胚芽

小麥胚芽有高含量的維生素 E，這種脂溶性抗氧化劑有助於保護腦部細胞膜；小麥胚芽也含有色胺酸，能提

供褪黑激素、正腎上腺素等合成的營養素，這些神經傳導物質能讓我們有正向的情緒。胚芽是種子未發芽時，營養集中的精華所在，是一顆小小種子突破困境長成樹苗的能量泉源。所以，我們可以多吃一些小麥胚芽，讓我們的生命充滿能量。

● 優酪乳

有研究發現，體內鈣質濃度較低的人，比較容易緊張、焦慮、暴躁，因此，補充鈣質不是只為了預防骨質疏鬆，要有好情緒也必須有充足的鈣質。最新飲食指南建議我們每天至少攝取 1.5 杯（即 360 c.c.）乳品，若不是宗教因素、體質過敏或環保考量，喝無糖優酪乳不但是補充鈣質的好方法，也能補充益生菌。喝牛奶會拉肚子的人，可以考慮喝優酪乳，腹瀉現象會大幅減輕。無糖優格也非常適合和水果一起打汁，可以把益生菌和益生質一起喝下去，不但保健腸道，也顧到腦部。

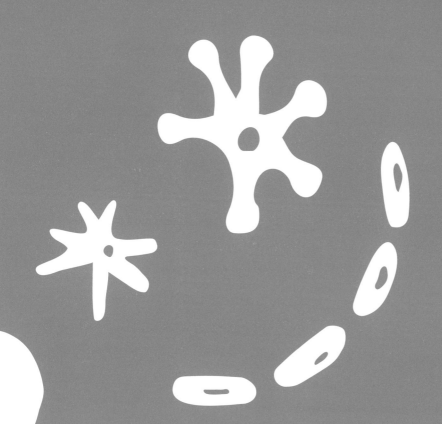

Part 2

現在就這麼做！
一家人實踐「腸」命百歲的生活方式

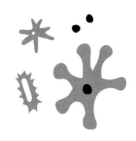

吃對第一口食物，
好菌讓孩子贏在健康起跑點

　　日子越來越接近預產期，我的心情總懸在既期待又緊張的複雜狀態，期待與寶寶見面的日子，然而又會擔心沒能夠給寶寶最好的生長環境，特別是離開我的子宮後，寶寶就要靠自己的力量去面對外在的病原菌汙染，身為媽媽的我該如何給孩子最好的免疫力呢？

「腸」被忽略的知識

腸道菌是免疫系統的教練，讓寶寶防禦力滿分！ [1]

　　寶寶出生離開媽媽子宮的保護後，就要開始學著自己對抗環境中的細菌與病毒。此時，對於免疫系統尚未發育成熟的新生兒來說，腸道菌群將扮演教練的角色，對寶寶腸道的眾多免疫細胞進行「訓練」，開發其全部潛能，使腸道相關免疫系統更加成熟，以抑制病原體的生長，從而降低寶寶被感染的機率。

　　想想看，我們整天都在吃東西，病原體很容易隨食物進入人體，也就是所謂的「病從口入」，為了對抗伴隨食物進入腸道的病原體，我們的腸道自然而然發展成人體最重要的免疫器官。腸道免疫系統儲存了人體三分之二以上具有免疫功能的細胞，而這些免疫細胞接受腸道菌群的訓練，並與其緊密合作，讓腸道發展出強大的免疫力。身為免疫教練的腸道菌群可以增加腸道中的免疫細胞數量，有了良好的腸道免疫系統，就能養活更多「好」菌，並強化抵抗「壞」菌的能力。當腸道中好菌與壞菌穩定平衡時，嬰兒體內自然會形成健康的腸道菌群，如此一來，便擁有足以對抗病原體的抵抗力，也就是所謂的「免疫力變好了」，這是一種良

性循環。腸道可以說是抵禦外侮的第一重要戰場，腸道顧好了，全身免疫能力也會提升。

可見「腸道免疫教練」——腸道的好菌多麼重要！如何讓腸道好菌天生比人家好，比人家多呢？醫學專家普遍呼籲要密切注意嬰兒生產過程、飲食、生活環境等因子，讓腸道「好」菌群有發展的優勢。

先搶先贏，最先定居的細菌對寶寶健康具有關鍵影響力

出生的過程，會決定哪些細菌居民在新生兒腸道「定居」。科學家發現，剖腹產嬰兒的腸道菌組成明顯與陰道分娩（自然產）的嬰兒不同。陰道分娩出生的嬰兒，其腸道菌群與母親的陰道菌群更為相似，主要由有益健康的菌群組成；剖腹產嬰兒的腸道菌，則以皮膚菌群或潛在病原性微生物組成，而且會延遲好菌群「定居」於腸道的時程，因而降低嬰兒腸道中益菌的數量。[2] 另外值得一提的是，剖腹產通常面臨較長的母嬰分離、更長的住院時間、較晚且較短的母乳哺餵時間，這些因素都可能影響剖腹產嬰兒腸道菌群的穩定性。[3] 已有充分證據顯示，剖腹產與因腸道菌群失衡而引起的過敏、氣喘、第 1 型糖尿病及乳糜瀉等有關。[4-6] 由此可見，自然產的寶寶腸道好菌「搶得先機」，算是媽媽給孩子非常好的見面禮。

讓孩子贏在健康起跑點的整「腸」物質

出生的第一口就很重要！[1]

雖然剖腹產可能導致嬰兒腸道中益菌減少，但是因故選擇剖腹生產的媽媽們也不用太緊張！其實，母乳的成分對寶寶腸道菌群的進一步發展有決定性作用，嬰兒開始進食後，母乳將會改變嬰兒腸道中定殖細菌的表現。由此可知，寶寶的「第一口奶」，對腸道菌的平衡非常重要！

長久以來，母乳一直被認為是無菌的。但是近期的研究顯示，母乳其實含有多

種不同類型的細菌，其中最受關注的是具有促進人體健康潛力的「乳酸桿菌屬」，寶寶可透過母乳獲得。

除了具有益生菌性質的乳酸桿菌屬外，母乳中還有可以做為益生質的母乳寡醣（human milk oligosaccharides, HMOs），能留住益生菌使其持續定居於嬰兒腸道中。益生質相當特別，能以未被消化的形式到達嬰兒大腸，做為益生菌賴以生存的能量來源，並刺激益生菌繁殖。母乳寡醣是相當重要的益生質，可以促進特定腸道菌生長，影響腸道微生物的定殖作用、腸道免疫系統的發育，抑制病原體活性，進而在嬰兒腸道中發揮積極的保護作用。由此可知，母乳所含之益生菌「乳酸桿菌屬」和益生質「寡醣」相輔相成，共同促進嬰兒腸道菌相平衡、免疫系統正常發育。

為了給寶寶最棒的禮物，媽媽們總是盡全力提供寶寶更多的母奶，不過營養師還是要提醒媽媽與家人們：「有快樂的媽媽，才有健康的寶寶。」針對無法哺餵母乳或奶水不足的媽媽，可以尋求市售嬰兒配方奶，選擇含有類似母乳成分中的益生菌和益生質產品，補足無法進行母乳哺餵的寶寶所需的營養。只要選擇適合的配方奶，媽媽給寶寶的愛一點都不減！

出生後的 1000 天是關鍵，小心孩子健康輸在起跑點！[7]

出生六個月後的寶寶，已無法單靠母奶或配方奶來滿足快速成長所需的營養，此時給予寶寶營養健康的副食品，不僅可以繼續幫助成長發育，也可以當做喝奶與吃固體食物的銜接過程，讓寶寶逐步適應成人的飲食習慣。

已有研究發現，出生頭三年以穀物和蔬菜為主要飲食的孩童，其腸道微生物的種類相當豐富，而且這群寶寶比起習慣使用西方飲食（高油或高糖）的寶寶，擁有更豐富的腸道微生物多樣性。雖然目前沒有研究證實副食品造成的腸道菌相改變，會直接影響孩童健康，但是從小就讓寶寶習慣以蔬菜、穀物、水果、堅果種

子類、大豆等植物性食材為主的飲食，能多攝取膳食纖維、植化素與多種營養素，有助於腸道健康、免疫系統穩定，這會是爸爸媽媽給孩子最棒且一輩子受用的健康大禮！

進階「腸」識

● 羊水內的微生物[1]

目前針對媽媽羊水內的微生物研究仍不多，但是學者已發現羊水中含有 *Escherichia*、*Enterobacter*、*Firmicutes*、*Enterococcus*、*Lactobacillus*、*Leuconostoc*、*Lactococcus*。

● 生產方式會影響剛出生寶寶的腸道菌分布[1]：

自然產寶寶腸道菌種	剖腹產寶寶腸道菌種
Prevotella、*Lactobacillus*、*Bacteroides*、*Bifidobacterium*、*Parabacteroides*、*Escherichia*	*Enterobacter*、*Staphylococcus*、*Streptococcus*、*Veillonella*

● 母乳中的細菌從哪裡來？

目前研究認為母親的腸道菌群可透過血液淋巴系統，自母親的腸道轉移到母乳中。因此，母親的腸道菌群與母乳成分極有關聯；此外，科學家認為，母體皮膚表面和嬰兒口腔中的細菌，可能是從乳腺轉位到母乳中。[8]其他研究也發現，母親的體重和母乳中的菌群量有關，體重超重的母親所分泌的母乳中 *Lactobacillus*、*Staphylococcus* 的含量較高，*Bifidobacterium* 的含量則較低。[9]

參考資料

1. Gómez-Gallego, Carlos, et al. "The microbiota and malnutrition: impact of nutritional status during early life." Annual review of nutrition 39 (2019): 267-290.

2. Montoya-Williams, Diana, et al. "The neonatal microbiome and its partial role in mediating the association between birth by cesarean section and adverse pediatric outcomes." Neonatology 114.2 (2018): 103-111.

3. Decker, Evalotte, Mathias Hornef, and Silvia Stockinger. "Cesarean delivery is associated with celiac disease but not inflammatory bowel disease in children." Gut microbes 2.2 (2011): 91-98.

4. Cho, Clara E., and Mikael Norman. "Cesarean section and development of the immune system in the offspring." American journal of obstetrics and gynecology 208.4 (2013): 249-254.

5. Thavagnanam, Surendran, et al. "A meta-analysis of the association between Caesarean section and childhood asthma." Clinical & Experimental Allergy 38.4 (2008): 629-633.

6. Laubereau, B., et al. "Caesarean section and gastrointestinal symptoms, atopic dermatitis, and sensitisation during the first year of life." Archives of disease in childhood 89.11 (2004): 993-997.

7. Yatsunenko, Tanya, et al. "Human gut microbiome viewed across age and geography." nature 486.7402 (2012): 222-227.

8. Fernández, Leónides, et al. "The human milk microbiota: origin and potential roles in health and disease." Pharmacological research 69.1 (2013): 1-10.

9. Cabrera-Rubio, Raul, et al. "The human milk microbiome changes over lactation and is shaped by maternal weight and mode of delivery." The American journal of clinical nutrition 96.3 (2012): 544-551.

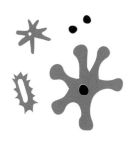

| 2.2 |

不只塵蟎、灰塵，
異位性皮膚炎也和腸道菌有關！

「我真的不是故意不專心，也不是故意要東抓西抓，但是實在無法克制，甚至抓到流血都停不下來，皮膚上留下的無數抓痕，記錄著我一次又一次發病的過程。從我出生開始，就用哭鬧來表達不舒服，到了晚上，變成磨人精，尤其季節交換時更成了大魔王。我試圖將癢的感覺消滅，但很不幸，它就像寄生在我身上，怎麼甩都甩不掉⋯⋯。」每當季節交替與氣溫明顯變化時，許多異位性皮膚炎的患者不僅會出現皮膚紅癢的問題，甚至長時間下來還可能嚴重影響睡眠品質，使人容易感到疲倦、無力與情緒低落；也因為患者常常合併氣喘、過敏性鼻炎等其他狀況，對日常生活的影響超乎想像。如果，你曾經有類似的經歷，就讓營養師帶你了解營養素與異位性皮膚炎「腸」見症狀的關係。

為什麼我總是皮在癢？ —— 認識異位性皮膚炎[1]

異位性皮膚炎又或稱異位性濕疹，是一種常見於嬰幼兒，甚至大人身上的皮膚問題，算是一種皮膚「慢性發炎」的疾病。研究發現，異位性皮膚炎患者血液中的發炎物質比健康的人多出非常多，這些發炎物質就是會讓皮膚乾癢難耐的凶手；為什麼會有比較多的發炎物質存在呢？這跟「體質」有關，也就是說，患者本身的基因與免疫系統決定了大部分的命運，這種體質對於環境中的塵蟎、灰塵、寵物毛屑、黴菌、花粉等過敏原特別敏感，不經意就會引起發炎反應，增加體內的發炎物質，加重病情。因此，患者必須盡量避免環境中的過敏原，減少激發體內發炎反應的機會，就會減少「癢」的程度喔！

「腸」被忽略的知識

腸道菌竟對異位性皮膚炎有影響！

　　腸道位於人體的肚子中，而皮膚可以說是人體最外層的組織，腸與皮膚距離這麼遙遠，究竟如何「裡外相應」互相影響彼此的健康呢？答案是「細菌」！眾多研究結果認為，皮膚和腸道中的細菌會影響皮膚的狀況；換句話說，當皮膚或腸道的菌群生態失去平衡時，皮膚問題也將接踵而至。[2] 舉例來說，科學家發現存在皮膚上的細菌（尤其是金黃色葡萄球菌）會讓異位性皮膚炎更加嚴重，而異位性皮膚炎患者腸道菌的多樣性也較健康者少。[3] 腸道中細菌的種類多寡，常被視為身體健康與否的判斷依據，所以，腸道菌失衡現象與異位性皮膚炎的嚴重程度息息相關；此外，還有許多證據也顯示，早在患者出現異位性皮膚炎症狀之前，腸道中的菌相組成就出現變化了。[3] 由此可知，細菌真的深深影響異位性皮膚炎的病情呢！

與異位性皮膚炎有關的整「腸」物質

● 維生素 D[3]

　　或許大家知道，維生素 D 可以調節體內免疫反應，提升免疫細胞的表現。但大家或許不知道，維生素 D 還可以製造抵抗壞菌生長的物質，所以維生素 D 是組成好的腸道菌相不可或缺的重要因子。有研究顯示，相較於健康者，異位性皮膚炎患者血液中的維生素 D 濃度明顯較低；雖然目前仍需更多大型臨床實驗來確認維生素 D 對於異位性皮膚炎的治療效果，但是營養師建議大家攝取足夠的維生素 D 來增強健康體質。平常可從鮭魚、鯖魚、秋刀魚、強化維生素 D 之奶製品、肝臟、牛肉與雞蛋等食材獲得維生素 D。

● 益生菌與益生質

　　大家都知道益生菌可以增加腸道好菌數量，益生質則是提供益生菌生長茁壯的

養分，因此，益生菌與益生質對於促進腸道健康非常重要。早期研究認為[3]，益生菌可透過調節免疫細胞的活性、改變腸道環境、重建腸黏膜屏障等方式，降低異位性皮膚炎的發生風險；然而 2018 年《考科藍資料庫系統回顧》（*Cochrane Database of Systematic Reviews*）雜誌彙整了 39 篇近 2600 位受試者的臨床試驗發現，益生菌對於改善異位性皮膚炎病患的臨床症狀並沒有直接的治療效果。[4] 雖然目前學術研究針對使用益生菌治療異位性皮膚炎尚未有一致結論，但是益生菌與益生質仍是健腸好幫手，想要維持腸道健康千萬不要錯過！

● **其他與異位性皮膚炎有關的飲食因子**

飲食因子	功效／作用	飲食建議
過敏食物	特定食物過敏可能加劇體內發炎狀況。	若患者知道本身對於某種特定食物過敏，建議可用其他相同類型的食物來取代，例如，對雞蛋過敏者，可用黃豆製品（如豆腐、豆干）、魚肉、雞肉等肉品做為蛋白質食物。
維生素 A[5]	透過抗發炎作用，有助於減少體內發炎狀況。	可由紅肉地瓜、玉米、南瓜、杏仁、開心果、胡蘿蔔等食材獲得。
維生素 C[5]		可由奇異果、草莓、木瓜、柳橙等食材獲得。
維生素 E[5]		可由葵瓜子、芝麻、杏仁、鯖魚、鮭魚、小麥胚芽獲得。
硒[5]		可由燕麥、雞蛋、豆腐、菠菜獲得。
Omega-3 脂肪酸[5]		可由鯖魚、秋刀魚、鮭魚等食材獲得。
類黃酮[5]		可由蔬菜、水果、未精製的全穀雜糧類獲得。

飲食因子	功效／作用	飲食建議
鋅 [5]	有助於免疫系統運作順暢，減少體內發炎狀況。	可由芝麻、南瓜子、牡蠣、內臟、小麥胚芽、青仁黑豆獲得。

進階「腸」識

● 異位性皮膚炎基本介紹

異位性皮膚炎好發於嬰、幼兒時期，但任何年齡層都有可能發生，據統計，約四分之一的病患於成年出現症狀。兒童異位性皮膚炎的典型特徵包括：皮膚出現反覆發作的濕疹樣病變、難以忍受的搔癢症狀；成人異位性皮膚炎的臨床特徵則以皮膚表皮增生為主，可於患者的頭部、頸部與四肢皮膚，發現紋路變粗、變厚等皮膚病灶。目前並沒有單一抽血檢查或病理學指標可以做為異位性皮膚炎的診斷評估。

● 腸道菌與異位性皮膚炎

影響異位性皮膚炎的腸道菌相種類非常多，對於此主題有興趣的讀者，可以參閱 2019 年發表於《臨床醫學雜誌》（*Journal of Clinical Medicine*）的文獻〈Microbiome of the Skin and Gut in Atopic Dermatitis（AD）：Understanding the Pathophysiology and Finding Novel Management Strategies〉。

以下整理目前已知與異位性皮膚炎相關的腸道菌種：

數量增加	數量減少
Candida	*Akkermansia*
Clostridium	*Bacteroides*
Enterobacteriaceae	*Bifidobacterium*
Rhodotorula	*Faecalibacterium*
Staphylococcus	

參考資料

1. 社團法人臺灣皮膚科醫學會（2020）。臺灣皮膚科醫學會異位性皮膚炎診療共識。

2. Salem, Iman, et al. "The gut microbiome as a major regulator of the gut-skin axis." Frontiers in microbiology 9 (2018): 1459.

3. Kim, Jung Eun, and Hei Sung Kim. "Microbiome of the skin and gut in atopic dermatitis (AD): understanding the pathophysiology and finding novel management strategies." Journal of clinical medicine 8.4 (2019): 444.

4. Makrgeorgou, Areti, et al. "Probiotics for treating eczema." Cochrane Database of Systematic Reviews 11 (2018).

5. Finch, Justin, M. N. Munhutu, and Diane L. Whitaker-Worth. "Atopic dermatitis and nutrition." Clinics in dermatology 28.6 (2010): 605-614.

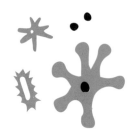

| 2.3 |

女性福音！穩定腸道菌能舒緩多囊性卵巢症候群症狀！

你最近經期不順，臉上爆長好多痘痘？或是發現體毛異常增加、體重直線上升？如果有上述現象，可能要留意是不是罹患了多囊性卵巢症候群。更麻煩的是，多囊性卵巢症候群對人體的影響不止上述症狀，甚至會擴展成全身性問題！然而，看似無關的腸道菌卻是影響卵巢健康的關鍵。營養師仔細分曉其中奧祕，教你養出「婦」貴好體質！

不容小覷！全身健康都備受多囊性卵巢症候群所威脅

多囊性卵巢症候群是許多育齡婦女常見的健康問題之一，幾乎每十位女性就有一位患有多囊性卵巢症候群。這類女性最容易受月經不規律、受孕困難等問題困擾。這項疾病不僅與卵巢相關，更和調控全身健康的荷爾蒙分泌失衡有關，由於黃體刺激素（luteinizing hormone, LH）與雄性激素等荷爾蒙分泌過多，使得患者容易出現多毛症、高血糖、高血脂與肥胖等全身性的代謝問題，進而威脅患者的全身健康。[1]

值得慶幸的是，雖然目前仍無法確定多囊性卵巢症候群的確切病因，不過隨著科學研究進步，學者逐漸掌握更多關於多囊性卵巢症候群患者的生理狀況，也從中找到一些舒緩患者症狀的方法。

「腸」被忽略的知識

腸道好菌正在離開你！多囊性卵巢症候群影響腸道健康

　　為了更了解患者的生理狀況，學者針對多囊性卵巢症候群患者的腸道微生物組成進行研究，發現患者的腸道微生物組成與健康女性明顯不同，尤其是患者腸道中的好菌數量顯著較低。更令人擔心的是，患者所流失的好菌，在人體中主要負責維持腸道組織健康、促進免疫系統運作、阻止有害細菌進入體內等功能。[2] 換句話說，失去好菌保護的多囊性卵巢症候群患者，可能會因此出現免疫系統失衡、腸道功能異常的問題。

肥胖、高血糖代謝問題也與腸道菌有關

　　值得注意的是，研究證實腸道菌失衡所帶來的負面影響，不僅使腸道與免疫功能受損，還與多囊性卵巢症候群患者常見的代謝問題——高血糖也有關。研究發現，多囊性卵巢症候群患者腸道中某些特殊腸道菌數量明顯較多，而且這些特殊菌已被證實與肥胖、高血糖、第 2 型糖尿病等代謝問題息息相關。[3-5]

　　再者，研究發現患有多囊性卵巢症候群的女性，若合併肥胖問題，其腸道菌失衡將更嚴重[6]，這可能導致患者更難維持健康的生理狀況。由此可知，若能改善腸道菌失衡的問題，或許就能有效地幫助患者控制血糖，並維持腸道與免疫系統運作正常。

腸與卵巢的「跨界溝通」

　　你是否疑惑腸與卵巢明明不相連，兩者究竟如何相互影響？腸道菌又是如何參與這場「跨界溝通」的活動呢？根據目前的醫學研究推測，可能的溝通途徑有兩種[7]：

　　第一種——腸道菌透過免疫系統從中作用：長期高脂、低膳食纖維的飲食習慣或肥胖等問題，會造成腸道菌群失衡。由於腸道菌參與腸道免疫作用，因此失衡的腸道菌群容易打亂人體免疫系統的作用，而失控的免疫系統與衍生的發炎問題，

則會進一步干擾人體內的胰島素運作，導致血中胰島素濃度過高，從而刺激卵巢產生過量的荷爾蒙——雄性激素，抑制卵子的發育與排卵，導致卵巢生理功能受到干擾。此外，學者認為，過量的雄性激素也具有改變腸道菌群組成的作用，使得多囊性卵巢症候群的發展更加惡化。換句話說，腸道菌藉由免疫系統能遠端操控多囊性卵巢症候群患者的卵巢狀態。

第二種——腸道菌透過「腸－腦軸」從中作用：大腦在我們的頭部，腸道在身體的腹腔中，兩者雖然距離很遠，但卻透過「腸－腦軸」的神經、免疫系統而互相影響彼此的運作。學者推測，失衡的腸道菌相會改變人體大腦所分泌的荷爾蒙，例如黃體刺激素，進而干擾多囊性卵巢症候群患者的卵巢運作。

聰明如你一定會發現，既然腸道菌影響多囊性卵巢症候群，那麼在這場跨界溝通中的關鍵要素便是飲食。飲食會改變人體的體重與腸道菌相組成，從而影響卵巢的生理狀況，因此良好的飲食對多囊性卵巢症候群患者真的非常重要。

與多囊性卵巢症候群有關的整「腸」物質

● 益生菌

腸道菌失衡與多囊性卵巢症候群患者的代謝異常息息相關，因此使用益生菌將有助於舒緩患者代謝異常的困擾。在數個小型人體研究也發現益生菌具有促進患者健康的效果，其潛在效用包含調節胰島素分泌、改善空腹血糖與血脂、減少體內發炎現象。[8-11] 因此，營養師建議大家不妨從日常飲食攝取無糖優酪乳、優格、韓國泡菜、納豆來補充益生菌；或依照自己的健康需求，選擇合適的市售益生菌來補充好菌。

● 益生質

光吃好菌還不夠，該如何讓好菌真正停留在腸道中呢？關鍵是益生質。益生質是好菌生長所需的食物，能幫助好菌在腸道中定居並發揮健康效益。研究發現，

多囊性卵巢症候群患者若補充益生質「抗性糊精」，不僅有助於舒緩高血糖與高血脂等代謝問題，還能穩定雄性激素濃度，並改善多毛和月經週期不規律的問題。[1]因此，建議患者可以在飲食中增加攝取玉米、小麥等食材來獲得抗性糊精，讓好菌安心住在腸道中。

● **避免高脂飲食**

　　長期高脂飲食容易增加肥胖問題，同時也會導致腸道菌相失衡，兩者都可能會加劇多囊性卵巢症候群的症狀。[7]因此，營養師建議平常少吃油炸食物、動物內臟、肥肉等高油脂食物，以守護全身健康。

進階「腸」識

● **多囊性卵巢症候群患者腸道菌的變化**

　　1. 與免疫代謝異常有關的腸道菌[2]：研究發現多囊性卵巢症候群患者腸道中的 *Faecalibacterium*（尤其是 *Faecalibacterium prausnitzii*）與 *Bifidobacterium* 數量顯著較少。這些菌在人體內具有抑制病原菌感染、促進免疫與產生短鏈脂肪酸等作用，因此，學者認為多囊性卵巢症候群患者的免疫相關代謝異常，可能跟這類菌減少以致短鏈脂肪酸濃度降低有關。

　　2. 與血糖代謝異常有關的腸道菌[3]：研究發現多囊性卵巢症候群患者腸道中，與第 2 型糖尿病、血糖耐受不良有關的 *Blautia* spp. 數量較高。

● **腸－腦軸於多囊性卵巢症候群的角色**

　　雖然目前仍需更多的研究以確認腸道菌、腸－腦軸與多囊性卵巢症候群之間的作用機制，不過學者推論，腸道菌群及其代謝物也許是透過調控腸－腦軸的介質（例如血清素、飢餓素 [ghrelin] 和 PYY [peptide YY] 等荷爾蒙）而影響大腦調節食慾、熱量平衡、情緒和 LH 的分泌。[7]

　　從一項小型的人體研究發現，多囊性卵巢症候群患者食用益生菌 *Bifidobacterium lactis* V9 後，其糞便中短鏈脂肪酸濃度增加，血中飢餓素和 PYY 等荷爾蒙濃度也增加；相反地，患者血中 LH 濃度則在食用益生菌後顯著降低，顯示益生菌具有改善多囊性卵巢症候群患者體內 LH 濃度過高的作用。[2] 這些研究結果在在顯示，腸道菌相也許真的是藉由腸－腦軸來影響多囊性卵巢症候群患者的身心健康。

● **具有潛力能改善多囊性卵巢症候群患者代謝異常的益生菌**

介入的益生菌	作用
Lactobacillus acidophilus、*Lactobacillus casei*、*Bifidobacterium bifidum* [8]	有助改善患者的空腹血糖、胰島素濃度、胰島素阻抗指數（homeostatic model assessment of insulin resistance, HOMA-IR）、血中三酸甘油酯與極低密度脂蛋白膽固醇，並協助體重控制。
Lactobacillus casei、*Lactobacillus acidophilus*、*Lactobacillus rhamnosus*、*Lactobacillus bulgaricus*、*Bifidobacterium breve*、*Bifidobacterium longum*、*Streptococcus thermophiles* [9]	有助改善患者的空腹血糖、胰島素濃度。
Lactobacillus delbruekii、*Lactobacillus fermentum* [10]	降低巨噬細胞移行抑制因子（macrophage migration inhibitory factor, MIF）、空腹血糖、HOMA-IR，並改善血脂問題。
Lactobacillus acidophilus、*Lactobacillus plantarum*、*Lactobacillus fermentum*、*Lactobacillus gasseri* [11]	舒緩患者體內發炎作用。

參考資料

1. Shamasbi, Sevda Gholizadeh, et al. "The effect of resistant dextrin as a prebiotic on metabolic parameters and androgen level in women with polycystic ovarian syndrome: a randomized, triple-blind, controlled, clinical trial." European journal of nutrition 58.2 (2019): 629-640.

2. Zhang, Jiachao, et al. "Probiotic Bifidobacterium lactis V9 regulates the secretion of sex hormones in polycystic ovary syndrome patients through the gut-brain axis." Msystems 4.2 (2019): e00017-19.

3. Torres, Pedro J., et al. "Gut microbial diversity in women with polycystic ovary syndrome correlates with hyperandrogenism." The Journal of Clinical Endocrinology & Metabolism 103.4 (2018): 1502-1511.

4. Egshatyan, Lilit, et al. "Gut microbiota and diet in patients with different glucose tolerance." Endocrine Connections 5.1 (2016): 1-9.

5. Andoh, Akira, et al. "Comparison of the gut microbial community between obese and lean peoples using 16S gene sequencing in a Japanese population." Journal of clinical biochemistry and nutrition(2016): 15-152.

6. Liu, Rui, et al. "Dysbiosis of gut microbiota associated with clinical parameters in polycystic ovary syndrome." Frontiers in microbiology 8 (2017): 324.

7. Yurtdaş, Gamze, and Yasemin Akdevelioğlu. "A new approach to polycystic ovary syndrome: the gut microbiota." Journal of the American College of Nutrition 39.4 (2020): 371-382.

8. Ahmadi, Shahnaz, et al. "Probiotic supplementation and the effects on weight loss, glycaemia and lipid profiles in women with polycystic ovary syndrome: a randomized, double-blind, placebo-controlled trial." Human Fertility 20.4 (2017): 254-261.

9. Shoaei, Tanaz, Motahar Heidari-Beni, and Hatav Ghasemi Tehrani. "Effects of probiotic supplementation on pancreatic β-cell function and c-reactive protein in women with polycystic ovary syndrome: a randomized double-blind placebo-controlled clinical trial." International journal of preventive medicine 6 (2015).

10. Rashad, Nearmeen M., et al. "Effects of probiotics supplementation on macrophage migration inhibitory factor and clinical laboratory feature of polycystic ovary syndrome." Journal of Functional Foods 36 (2017): 317-324.

11. Ghanei, Nila, et al. "The probiotic supplementation reduced inflammation in polycystic ovary syndrome: a randomized, double-blind, placebo-controlled trial." Journal of functional foods 42 (2018): 306-311.

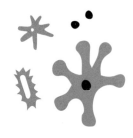

| 2.4 |
養好腸道菌，遠離食物過敏

　　熱愛美食的張小姐，即使平日工作繁忙，下班後仍常與三五好友大啖美食，特別是各種鮮甜海鮮，滿滿海味在嘴裡的感覺，只有「幸福」兩個字可以形容！不過，不知道是不是年紀漸長，最近只要一吃到帶殼海鮮，全身就會紅腫發癢，明明以前怎麼吃都沒事的花生與堅果，現在吃了會不時出現皮膚發紅、喉嚨發癢刺痛的不適感。也因為這樣，張小姐特別留意到擺脫「敏感」煩惱的益生菌產品廣告，好奇服用益生菌真能緩解過敏嗎？

　　誘發過敏的因素很多，如果本身就是過敏體質，當環境空氣品質不佳、溫濕度變化過大，接觸到花粉或塵蟎就容易發生皮膚與呼吸道過敏症狀。當然，還有一個很重要的因素就是「食物」。發生食物過敏，主要是因為我們對吃進體內的特定成分過於敏感，於是啟動了免疫系統的感應雷達，引發一連串中和或摧毀這些外來物質的防禦機制，使我們的皮膚發癢紅腫，嚴重時可能造成休克，甚至死亡。因此，有過敏體質的人，採買時務必要留意產品包裝上的過敏原標示，若有自己比較敏感的過敏原，請避免選用：

過敏原標示	造成過敏的原因
甲殼類及其製品：如蝦子、螃蟹或龍蝦等	不夠新鮮，或含有致過敏的蛋白質。
芒果及其製品	果皮含有易引發過敏的物質。
花生及其製品	含有一系列致過敏的蛋白質。

過敏原標示	造成過敏的原因
牛奶、羊奶及其製品	含有多種容易引起過敏的蛋白質。
蛋及其製品	蛋白為主要的過敏原。
堅果類及其製品	含有致過敏的蛋白質。
芝麻及其製品	種子裡的儲存蛋白。
含麩質的穀物及其製品，如小麥、大麥、黑麥等	麩質。
黃豆及其製品	少數人會對黃豆裡的蛋白質過敏。
魚類及其製品	不夠新鮮，或含有致過敏的蛋白質。
食品添加物，如做為抗氧劑或漂白劑的亞硫酸鹽類	相關代謝物二氧化硫殘留量超出標準。

「腸」被忽略的知識

食物過敏的關鍵，可能在腸道

前面提到，過敏的發生與免疫系統失衡有關，負責「訓練」人體先天與後天免疫的腸道菌群，絕對是協助我們遠離「吃這也癢，吃那也癢」的重要關鍵。腸道菌群不僅可以強化腸道黏膜的完整，阻隔外來物質乘虛而入，科學家還發現，腸道菌群可以扮演訓練員的角色，增進身體各種免疫細胞團隊合作，立即啟動或後備動員防疫部隊，移除或預防外來物質對身體的影響。[1] 由此可推斷，當腸道菌群的組成發生變動時（如好菌減少、豐富度降低），體內免疫平衡容易紊亂，使得過往不曾有的過敏問題浮現，一接觸到過敏原就容易發生發炎、發癢、紅腫等症狀。

對抗過敏的整「腸」物質

● 益生菌

　　益生菌對健康的好處，最廣為人知的就是改善腸道生態，增進人體的免疫調節。除此之外，許多小型的臨床研究更發現，益生菌可透過不同方式來減緩乳製品[2]、花生[3]等食物所引發的過敏現象。雖然目前仍需更多的研究佐證，但想要終結莫名的「皮在癢」，除了日常飲食上「趨吉避凶」，選擇無糖優酪乳、優格等富含益生菌的乳製品，便能累積腸道好菌。

● 益生質

　　想要累積腸道好菌，光靠補充益生菌是不夠的，我們還必須提供好菌生長所需的食物──益生質，將蔬菜、水果、豆類等富含益生質的食材納入日常飲食中，才能使腸道生態「枝繁葉茂」，多元豐富。目前學界認為，益生質不僅可被益生菌發酵利用，維持防疫屏障不被破壞，更能啟動免疫系統，刺激免疫細胞合成並釋放各種細胞激素，改善因過敏而產生的發炎現象。[4]

● 可改善過敏症狀的日常營養素建議

營養素	功效	來源
Omega-3 脂肪酸	調節發炎反應、維持免疫系統正常功能。	鮭魚、秋刀魚與鯖魚。
維生素 C	抑制引起過敏反應的組織胺、抗氧化。	芭樂、木瓜、柑橘類等新鮮水果。
鎂	抑制組織胺合成。	綠色蔬菜，葵瓜子、南瓜子等堅果種子。
木犀草素（luteolin）	降低發炎、抑制組織胺。	芹菜、西洋芹菜、高麗菜、白色花椰菜、萵苣、菠菜、九層塔等。

營養素	功效	來源
槲皮素（quercetin）	抑制組織胺、降低發炎因子。	蘋果、洋蔥、花椰菜、芥藍、甜椒、萵苣、甘薯葉等。

進階「腸」識

● **過敏患者的腸道菌表現**[1]

　　越來越多的研究認為，過敏患者腸道菌群的結構組成，與沒有過敏問題的健康人大不相同，推論外在致敏物質可能會改變腸道生態，引發腸道免疫系統發生一連串的變化。我們吃進體內的食物，對腸道微生物系統的改變至為關鍵，以下列舉常見的過敏食物對過敏患者腸道菌的影響：

過敏原	減少腸道菌	增加腸道菌
乳製品	*Actinobacteria* *Akkermansia* *Bacteroidaceae* *Bacteroidetes* *Bifidobacteriaceae* *Citrobacter* *Clostridia* *Coriobacteriaceae* *Dorea* *Lactococcus* *Oscillospira* *Proteobacteria* *Ruminococcaceae*	*Alistipes* *Bacteroides* *Enterobacteriaceae* *Faecalibacterium* *Lactobacillaceae* *Lachnoclostridium bolteae* *Oscillibacter valericigenes* *Veillonella*

過敏原	減少腸道菌	增加腸道菌
蛋	*Actinobacteria* *Akkermansia* *Bacteroidaceae* *Bacteroidetes* *Citrobacter* *Dorea* *Lactococcus* *Oscillospira* *Proteobacteria*	*Enterobacteriaceae* *Faecalibacterium* *Firmicutes* *Lachnospiraceae* *Leuconostocaceae* *Lachnoclostridium bolteae* *Oscillibacter valericigenes* *Streptococcaceae* *Veillonella*
蛋白	*Bacteroidetes*	*Firmicutes*
小麥	*Actinobacteria* *Akkermansia* *Bacteroidetes* *Citrobacter* *Dorea* *Lactococcus* *Oscillospira* *Proteobacteria*	*Firmicutes* *Veillonella*
黃豆	*Actinobacteria* *Akkermansia* *Bacteroidetes* *Citrobacter* *Dorea* *Lactococcus* *Oscillospira* *Proteobacteria*	*Faecalibacterium* *Firmicutes* *Lachnoclostridium bolteae* *Oscillibacter valericigenes* *Veillonella*

過敏原	減少腸道菌	增加腸道菌
堅果	*Actinobacteria* *Bacteroidetes* *Citrobacter* *Dorea* *Lactococcus* *Oscillospira* *Proteobacteria*	*Faecalibacterium* *Firmicutes* *Lachnoclostridium bolteae* *Oscillibacter valericigenes*
花生	*Actinobacteria* *Akkermansia* *Bacteroidaceae* *Bacteroidetes* *Clostridiales* *Dorea* *Proteobacteria*	*Bacteroidales* *Enterobacteriaceae* *Firmicutes* *Veillonella*
芝麻	*Akkermansia* *Dorea*	*Faecalibacterium* *Lachnoclostridium bolteae* *Oscillibacter valericigenes* *Veillonella*
甲殼類	*Actinobacteria* *Akkermansia* *Bacteroidetes* *Dorea* *Proteobacteria*	*Firmicutes* *Veillonella*
魚	*Actinobacteria* *Bacteroidetes* *Proteobacteria*	*Faecalibacterium* *Firmicutes* *Lachnoclostridium bolteae* *Oscillibacter valericigenes*

● 改善過敏的益生菌[1-3]

　　許多益生菌具有調節免疫系統、調整過敏體質的效果；不過，不同菌株的益生菌具有截然不同的生理功效，以下是可改善食物過敏的益生菌種，以及其可能的作用機制：

菌種	過敏原	改善過敏的可能機轉
Lactobacillus rhamnosus GG	乳製品	●增加腸道調節 T 細胞（regulatory T cell, Treg） ●影響細胞激素甲基化作用。
	花生	●使免疫系統產生減敏作用（desensitization）。
Bifidobacterium longum	貝類海鮮	●降低 IgE 濃度。 ●增加樹突細胞（dendritic cell）與腸道調節 T 細胞分化成熟。
Clostridium butyricum	乳製品、蛋	●調節 T 細胞（Th1/Th2）平衡。

● 益生質如何改善過敏反應

　　2019 年發表在營養學術期刊《Nutrients》的回顧性文獻，統整 25 篇臨床與動物實驗研究，提出益生質影響過敏反應的可能機轉。[4] 益生質除了可以調節腸道菌相，也能透過腸道上皮細胞表面的 toll 相似接受器（toll-like receptor 4, TLR4），啟動或抑制各種訊息的傳遞路徑，調節抗發炎與促發炎激素合成，維持腸道免疫代謝的動態平衡；益生質也能與免疫樹突細胞表面接受器結合，增加調節 T 細胞數目，進而抑制過敏反應。[4] 除此之外，益生質經腸內好菌發酵後所產生的短鏈脂肪酸，亦能調控免疫細胞（如樹突細胞、巨噬細胞等）與各種細胞激素，調節過敏反應所造成的免疫失衡。[5]

參考資料

1. Lee, Khui Hung, et al. "The gut microbiota, environmental factors, and links to the development of food allergy." Clinical and Molecular Allergy 18.1 (2020): 1-11.

2. Canani, Roberto Berni, et al. "Extensively hydrolyzed casein formula containing Lactobacillus rhamnosus GG reduces the occurrence of other allergic manifestations in children with cow's milk allergy: 3-year randomized controlled trial." Journal of Allergy and Clinical Immunology 139.6 (2017): 1906-1913.

3. Tang, Mimi LK, et al. "Administration of a probiotic with peanut oral immunotherapy: a randomized trial." Journal of Allergy and Clinical Immunology 135.3 (2015): 737-744.

4. Brosseau, Carole, et al. "Prebiotics: Mechanisms and preventive effects in allergy." Nutrients 11.8 (2019): 1841.

5. Pujari, Radha, and Gautam Banerjee. "Impact of prebiotics on immune response: from the bench to the clinic." Immunology and Cell Biology 99.3 (2021): 255-273.

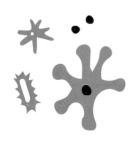

飲食不規律，
小心「不定時」引爆健康危機

　　許多明星或網紅，前仆後繼地將個人長時間禁食或斷食的執行經驗與成果，放在社群媒體上分享，引來不少想要跟進的人。35 歲的忙碌上班族陳小姐，身高不到 160 公分，體重超過 70 公斤，用餐時間本來就不規律，最近為了想讓自己更輕盈而決定效法。原本先從省略早餐開始，發現體重似乎有減輕，因此想要更有效率地執行「鏟肉」計畫，從允許自己一天只有 12 小時的進食時間，隨後縮短到只有 8 小時，之後乾脆一個禮拜挑兩天只吃一餐，還將自己的熱量限制在 500 卡左右，最後更激烈到一週只喝水不進食。如此不規律的飲食行為，對健康真的不會有影響嗎？

　　規律吃飯對現代人而言，簡直像不可能的任務，特別是早餐，很多人因為前晚沒睡好，起床後沒食慾，或是為了減重就自動省略。不過，我們身體的消化系統與荷爾蒙分泌系統，各別有運作的生理時鐘，餓了一個晚上，早餐本來是喚醒器官與組織運作、補充能量的最佳時刻，此時若刻意不吃，反而會造成人體新陳代謝的紊亂，身體也會以為饑荒到來，可能要面臨斷糧危機，使得全身細胞進入備戰狀況，尤其是脂肪細胞會覺得等一下只要有食物進來，就要趕快儲存。也就是說，當我們三餐飲食不規律時，吃進身體的熱量，很容易快速囤積成脂肪。

「腸」被忽略的知識

飲食不規律、餓太久也會導致腸道菌群產生變化

　　雖然科學家曾藉由動物實驗，確實觀察到空腹時間延長可能對於腸道菌群有正

面的影響。這些研究認為，長時間的禁食後，實驗老鼠腸道中具有較多樣的細菌組成，且有較多有利腸道健康的短鏈脂肪酸生成。[1] 類似的結果也在特定族群身上發現：穆斯林信徒在齋戒月時長時間禁食，其腸道菌的組成確實有明顯變化 [2,3]，且與動物實驗結果相似，可生成短鏈脂肪酸的特定菌種數量有增加的現象。

即便如此，我們還無法確定省略一餐或餓久一點，是否就可以擁有健康的腸道。我們重新檢視這些研究設計會發現，這些研究成果僅限於動物試驗或特定族群，未必合適所有人。長時間禁食對於健康是否真的能帶來好處，學界仍持保留態度，期許能有更多嚴謹的國際大型研究加以佐證。除此之外，不規律的用餐時間也會打亂腸道正常的生理時鐘，造成菌相失衡的不良影響 [4]，反而是不智之舉。

養成好腸道菌，從選對整「腸」物質開始

養成規律飲食習慣，是送給自己未來健康最棒的禮物。不過，現代人早餐卻習慣匆匆抓個三明治，或以麵包配咖啡、鐵板麵搭配大冰奶；到了午餐，只吃一碗麵，或是炸雞、薯條搭配可樂，三高（高油、高糖、高鹽）且過多精製澱粉的失衡飲食都讓營養師直搖頭。想要健康的生活，三餐一定要盡可能做到營養均衡，選擇未精製的全穀雜糧類食物做為主食，不僅可以提供熱量，還可以增加腸道中好菌數量 [5]；適量的蛋白質食物，不僅可以提供腦部神經傳導物質所需的原料，還能維持腸道正常免疫功能 [6]；富含益生菌的無糖優格或其他發酵乳品類也不要忽略；蔬菜、水果這些更是不能省，因為蔬果豐富的膳食纖維是腸道好菌喜歡的食物；每天也不忘來些堅果，堅果豐富的營養價值是增加腸道菌種多樣性與豐富度的好幫手。[7]

跟著「我的餐盤」六口訣，提醒自己三餐要規律、選對食物

工作忙碌之餘，飲食更要規律。國民健康署公告的「我的餐盤六口訣」實用又易記，可以提醒自己每餐要吃多少食物，將健康飲食輕鬆規律地融入生活中：

- **每天早晚一杯奶**：早、晚喝一杯 240 毫升的鮮奶或無糖優酪乳，不僅能達到乳製品的建議量，也能取代含糖飲料或營養價值較差的高熱量點心。
- **每餐水果拳頭大**：建議三餐各吃一個拳頭大的新鮮水果，利用自己的拳頭大小，即可簡單抓準每餐水果的攝取分量。
- **菜比水果多一點**：蔬菜的分量要比拳頭大一點，早餐如果無法攝取充足的蔬菜，午、晚餐就要提醒自己多吃一點。
- **飯跟蔬菜一樣多**：主食的量要比拳頭大一點，且以糙米、紫米或地瓜、馬鈴薯等全穀雜糧類食材為主。
- **豆魚蛋肉一掌心**：建議每餐選擇約一個掌心大小的蛋白質類食物，並優先選擇黃豆製品、魚類海鮮或雞蛋。
- **堅果種子一茶匙**：別忘記每餐攝取一茶匙的堅果種子，大約是大拇指第一指節的數量（約兩顆腰果或一個核桃）。

小心！斷食反而危害健康

　　間歇性斷食雖然是近來火紅的瘦身飲食法，但不建議慢性疾病患者（如糖尿病、肝、腎功能不全者）、發育中的青少年、準備懷孕或處於懷孕與哺乳階段的女性及高齡長者貿然嘗試，上述族群最好要定時用餐。此外，許多人斷食後常用大分量的餐點犒賞自己，然而禁食後的大量進食，會對身體器官帶來一定程度的負擔，特別是很晚才開始用餐，腸胃道處理食物消化、吸收與代謝的生理時鐘原本要進入休息階段，突然湧入大量食物，不僅容易造成胃食道逆流、消化不良等腸胃道毛病，肥胖問題也會悄悄出現。就像是原本可以準時下班的上班族，卻收到老闆臨時交辦的加班業務，一兩次可能還好，但如果每天都這樣，身心靈絕對會大受影響。

以上班族來說，若要執行間歇性斷食，或許可以「晚餐早點吃，早餐晚點（但一定要）吃」，且避免一口氣進食、暴飲暴食，若禁食時段內有飢餓的感覺時，可以喝一些溫開水緩和飢餓感。此外，為了讓生理時鐘穩定運作，每天進食的時段務必固定，例如每天早上 8 點吃，午餐 12 點吃，晚餐 6 點前吃完，而非每天固定只進食 10 小時，但進食時段都不固定。最後還是要提醒大家，如果真要嘗試這些方法，務必先與醫師或營養師討論，找出適合自己生活模式的執行方式。

進階「腸」識

● 禁食對於實驗動物腸道菌群的影響

2020 年刊登於《BMC Microbiology》期刊的研究發現 [1]，每天禁食 12、16 或 20 小時的健康實驗小鼠，持續一個月後，與正常飲食的小鼠相比，其腸道菌組成有明顯變化；其中，禁食 16 小時組的小鼠，腸道菌 *Akkermansia* 數量顯著增加，而 *Alistipes* 數量明顯減少，這種菌群種類的改變，可能與腸道發炎緩減有關。不過，本篇研究的實驗樣本數較少，且觀察時間僅一個月，仍需有更多研究證明長時間禁食是否真的能帶來好處。

● 齋戒月期間穆斯林信徒的腸道表現

研究發現，健康且體型正常的穆斯林信徒，齋戒月期間長時間禁食後，有較多樣且豐富的腸道菌相組成，其中，*Lachnospiraceae*、*Akkermansia muciniphila* 與 *Bacteroides fragilis* 等腸道菌數量明顯增加。*Lachnospiraceae* 為可產生短鏈脂肪酸的腸道菌；*Akkermansia muciniphila* 在維護腸道屏障功能上扮演重要的角色；*Bacteroides fragilis* 則為腸道中非致病性優勢菌種。[2,3] 作者推論，禁食所導致的腸道生態轉變，可能對人體健康構成不同的影響。目前仍缺乏強而有力的臨床試驗佐

證長時間禁食對健康的好處，此外，每個人對飲食與禁食反應明顯存在個體差異，任何人決定改變進食習慣前，務必諮詢專業人士，才能找出最合適自己的方式。

參考資料

1. Li, Linghao, et al. "The effects of daily fasting hours on shaping gut microbiota in mice." BMC microbiology 20.1 (2020): 1-8.
2. Özkul, Ceren, Meltem Yalınay, and Tarkan Karakan. "Islamic fasting leads to an increased abundance of Akkermansia muciniphila and Bacteroides fragilis group: A preliminary study on intermittent fasting." The Turkish Journal of Gastroenterology 30.12 (2019): 1030.
3. Su, Junhong, et al. "Remodeling of the gut microbiome during Ramadan-associated intermittent fasting." The American journal of clinical nutrition 113.5 (2021): 1332-1342.
4. Frank, Juliette, et al. "Brain–Gut–Microbiome Interactions and Intermittent Fasting in Obesity." Nutrients 13.2 (2021): 584.
5. Costabile, Adele, et al. "Whole-grain wheat breakfast cereal has a prebiotic effect on the human gut microbiota: a double-blind, placebo-controlled, crossover study." British journal of nutrition 99.1 (2008): 110-120.
6. Zhao, Jianfei, et al. "Dietary protein and gut microbiota composition and function." Current Protein and Peptide Science 20.2 (2019): 145-154.
7. Fitzgerald, Emily, et al. "The effect of nut consumption (tree nuts and peanuts) on the gut microbiota of humans: a systematic review." British Journal of Nutrition 125.5 (2021): 508-520.

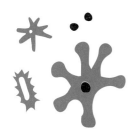

| 2.6 |

吃太鹹不只會高血壓，
還會養出一肚子壞菌！

「為什麼我覺得頭痛，還一直聽到嗡嗡嗡的耳鳴聲？為什麼我的腎臟已經無力到需要洗腎了？怎麼眼睛越看越不清楚，甚至感覺快要失明？為什麼我的身體變得這麼殘破不堪？這不是我想要的人生啊……」下一個瞬間，我一身冷汗地驚醒，趕緊摸黑尋找手機，螢幕一亮，「02:00 AM」。幸好這只是一場夢，眼睛還看得見，也沒有感覺到什麼不舒服的地方，大概是因為今天去體檢時醫生說我有高血壓，若不注意之後可能會有一些健康問題，才作了這場惡夢吧。不過這也許是個警示，是該好好調整飲食習慣，讓高血壓帶來的健康威脅留在夢裡就好。

高血壓，只是小事？

根據國民營養調查顯示，我國有超過四分之一的成年男性與五分之一的成年女性患有高血壓。由於高血壓平時沒有明顯的症狀，一般人通常在健康檢查或就醫時才發現自己是高血壓一族。然而也正因為高血壓的初期症狀不明顯，人們往往忽略高血壓的威脅。不少人認為「只是血壓高了一點，應該不會有什麼太大的健康問題」，卻不知道人體長期處於高血壓狀況下，不僅容易引起偏頭痛或耳鳴等症狀，還會增加罹患慢性腎臟病、視網膜病變或心血管疾病的風險。最新的研究甚至發現，高血壓竟然與腸道菌相失衡息息相關。

「腸」被忽略的知識

吃太多鹹，小心滿肚子壞菌血壓更失控！

　　為了更了解高血壓與腸道菌相的關係，近年來許多科學家積極投入相關研究，發現鈉攝取量較低與血壓較低的人，腸道中特定好菌乳酸桿菌屬的數量較高。[1] 此外，科學家將一般健康人與高血壓患者的腸道菌進行比較，發現高血壓患者的腸道菌相確實與一般健康族群不同。[2] 由此可知，吃太鹹不僅會引起高血壓，也會養出一肚子壞菌。

　　雖然目前還無法知道腸道菌如何確切影響血壓，不過學者推測高血壓患者腸道菌相失去平衡後，會改變腸道菌產生代謝物的濃度與發炎現象，進而影響血壓的調節。

　　首先，腸道菌失衡會減少腸道菌所合成的短鏈脂肪酸，這種脂肪酸具有調節腎素－血管張力素系統（renin-angiotensin system）的能力而穩定血壓。你可以想像腎素－血管張力素系統是一座水庫的調度中心，當調度中心失去短鏈脂肪酸而無法調節洩洪的程序時，人體這座大水庫內累積了大量的水分，自然會造成血壓過高的問題。

　　此外，失控的腸道菌相會加劇高血壓患者體內的發炎現象，一方面會減少一氧化氮的合成，失去一氧化氮的血管，就像是沒有路肩的高速公路，無法快速疏散大量車流而塞車，也就是血液無法順暢地通過血管而造成血壓上升。同時腸道菌失衡帶來的發炎，還會促進血管硬化凶手「氧化型態的低密度脂蛋白膽固醇」（low density lipoprotein cholesterol, LDL-C）的合成，而這種氧化的 LDL-C 特別容易卡在血管壁上，卡多卡久之後，血管就容易失去彈性。若將血管想像成一條橡皮水管，可以想像發炎的壓力使橡皮管失去擴張的彈性，而且越來越硬，使得橡皮管中的水流越來越不通順。換言之，發炎引起無法擴張、逐漸硬化的雙重壓力，使血管壓力越來越大而形成高血壓問題。[3] 相反地，若我們能阻止壞菌帶給血管的壓力，就能夠幫助血管減壓，舒緩高血壓問題。接下來就讓我們一起了解哪些飲食可以阻止壞菌對血管「施壓」。

阻止壞菌對血管造成壓力的整「腸」物質

● 鈉攝取量

前面提到，鈉會引起高血壓的問題，且可能會減少腸道中好菌的數量而加劇高血壓的風險，因此營養師會建議大家平時多留心鈉的攝取量。外食族面對麻辣鍋、滷味或拉麵等鈉含量較高的餐點應稍加忌口；購買市售食品時應閱讀營養標示，選擇鈉含量較低的食品；自行烹調料理時，可以使用辣椒、洋蔥、八角或胡椒等辛香料提味，以減少鹽巴、味精或雞粉等含鈉量較高的調味品。如此一來，就能在享受美食的同時，也能夠聰明避開過多的鈉對血管造成壓力。

● 發酵奶類 [4]

研究發現血壓偏高或高血壓患者，攝取無糖優格或優酪乳等發酵乳品有助於降低血壓。優格或優酪乳富含益生菌，有助於提升人體腸道中的好菌數量，幫助腸道清除壞菌、抗發炎，進而發揮穩定血壓的潛力。因此，想要改善高血壓的人，平日不妨多食用無糖優格或優酪乳，增加腸內好菌以穩定血壓。

● 橄欖 [5]

橄欖富含單元不飽和脂肪酸、膳食纖維、鐵、鈣、維生素 E、植化素中的酚類化合物與羥基酪醇等多種營養素，具有促進人體健康的潛力。其中，學者發現橄欖的酚類化合物可能透過調控腸道腸道菌代謝，使人體血液中協助血管擴張的短鏈脂肪酸濃度上升，維持血壓穩定。不過，橄欖加工品可能在加工過程中使植化素流失，因此營養師建議大家選購保留更多橄欖植化素的初榨橄欖油，用來涼拌或小火低溫煎炒料理食物。此外，每年 12 月至隔年 2 月為台灣橄欖產季，大家也可以趁產季選購新鮮的橄欖入菜，提升菜餚的風味與營養。

● 另一種預防高血壓的飲食方式──得舒飲食

想要改善血壓問題，除了遵守前面提過的最基本減鈉原則，也千萬不要錯過美國心臟學會和學院認定的降血壓飲食法「得舒飲食」。得舒飲食的命名來自其英

文縮寫名稱「DASH」的發音，該詞是 Dietary Approaches to Stop Hypertension 的縮寫，也就是防止高血壓的飲食方式。強調多選用植物性食材的得舒飲食，可以讓人體獲得大量穩定血壓的鉀、鎂、膳食纖維與植化素，且減少飽和脂肪酸的攝取，有效促進我們的健康。得舒飲食的原則如下：

1. 每日三餐中，至少要有三分之一是未精製的全穀雜糧，如糙米、燕麥、紫米等，以取代白米、白吐司等精製穀物。

2. 每日攝取 4 ～ 5 份的蔬菜（煮熟前的可食部分約 100 公克，或煮熟後直徑 15 公分盤一碟，或約大半碗的量）與 4 ～ 5 份的水果（每份水果約為一個拳頭大）。

3. 優先選擇黃豆、黑豆、毛豆及魚類與家禽等白肉，做為蛋白質來源食物，並減少肥肉、動物內臟、加工肉品及牛、豬等紅肉的攝取量。

4. 把握避免油炸的烹調原則，並減少動物油的使用量，建議選擇富含單元不飽和脂肪酸的油脂，如橄欖油、苦茶油等，且每天攝取 0.5 ～ 1 份的堅果（每份為一湯匙的量）。

5. 每天至少攝取 1.5 杯（即 360 c.c.）乳品，得舒飲食建議以低脂奶類做為乳品的優先選擇；乳醣不耐症患者則可以用無糖優酪乳、起司等替換。

進階「腸」識

● **與血壓及鈉攝取量有關的乳酸桿菌屬**[1]

　　研究發現有 19 種乳酸桿菌屬的數量與血壓呈負相關；此外，被認定為益生菌的 *Lactobacillus paracasei* 在腸道中數量增加的現象，與較低的動脈壓及較低的鈉攝取量有關。

● **高血壓患者的腸道菌相與健康族群不同**[2]

　　與健康族群相比，高血壓患者腸道中 *Klebsiella*、*Clostridium*、*Streptococcus*、

Parabacteroides、*Eggerthella* 與 *Salmonella* 等菌數量較多，而健康族群腸道中 *Faecalibacterium*、*Roseburia* 和 *Synergistetes* 的數量則比高血壓族群多。

● 短鏈脂肪酸與血壓 [3]

　　人體研究發現，肥胖孕婦的血壓降低與腸道中大量產生丁酸（短鏈脂肪酸的一種）的腸道菌有關；此外，動物研究發現 G-protein-coupled receptors（GPRs）異常的老鼠，其血壓較正常老鼠高，而給予短鏈脂肪酸後有助於降低其血壓。學者推論，短鏈脂肪酸能調節血壓，是因其能影響 GPRs 而具有調節腎素－血管張力素系統中腎素合成的能力。

● 橄欖的酚類化合物對血壓正常的健康族群腸道菌的影響 [5]

　　學者針對高血壓族群與血壓正常健康族群的腸道菌相以飲食中酚類化合物攝取量進行研究，結果發現，攝取越多來自橄欖的酚類化合物的健康族群，其腸道中 *Ruminococcaceae* UCG-010 與 *Christensenellaceae* R-7 等產生短鏈脂肪酸的細菌數量越多，且個案的血漿短鏈脂肪酸濃度也較高，顯示橄欖的酚類化合物可能影響腸道菌的組成，進而改變短鏈脂肪酸的含量以維持血壓穩定。

參考資料

1. Palmu, Joonatan, et al. "Association between the gut microbiota and blood pressure in a population cohort of 6953 individuals." Journal of the American Heart Association 9.15 (2020): e016641.

2. Yan, Qiulong, et al. "Alterations of the gut microbiome in hypertension." Frontiers in cellular and infection microbiology 7 (2017): 381.

3. Duttaroy, Asim K. "Role of gut microbiota and their metabolites on atherosclerosis, hypertension and human blood platelet function: A review." Nutrients 13.1 (2021): 144.

4. Dong, Jia-Yi, et al. "Effect of probiotic fermented milk on blood pressure: a meta-analysis of randomised controlled trials." British journal of nutrition 110.7 (2013): 1188-1194.

5. Calderón-Pérez, Lorena, et al. "Interplay between dietary phenolic compound intake and the human gut microbiome in hypertension: A cross-sectional study." Food Chemistry 344 (2021): 128567.

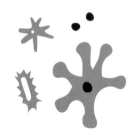

| 2.7 |

不只蛀牙！
口腔壞菌還會攻擊你全身的健康！

　　「牙痛不是病，痛起來要人命」相信是不少人的心聲，牙痛的折磨真是令人坐立難安！特別是家中有小寶貝的家長一定感同身受，當小孩喊牙痛時，大人也常常跟著頭痛。然而許多人不知道的是，早在疼痛感出現之前，壞菌就已經在口腔中蘊藏很久了，就算孩子換下乳牙，壞菌仍然會像釘子戶一樣賴在口腔裡。更嚴重的是，這些壞菌對大人和小孩的影響竟然會擴散到全身，且讓營養師與你一起了解其中的故事吧！

蛀牙是怎麼發生的？

　　在正式認識口腔菌之前，一定要先知道蛀牙究竟是如何發生的。當我們攝取含有糖分的食物時，普雷沃氏菌屬（*Prevotella*）、乳酸桿菌屬等口腔菌，會利用口腔內的糖分進行發酵而產生酸性物質，進而腐蝕牙齒。通常牙齒被腐蝕的速度與牙齒自我修復的速度相當，不過如果吃太多糖或沒有徹底清潔牙齒，沒能及時清除口腔中的糖分或酸性物質，牙齒腐蝕的速度就會高於牙齒自我修復的速度，因此出現齲齒，也就是蛀牙。[1] 由此可知，口腔菌的生長與代謝產物深深影響我們的牙齒健康。

「腸」被忽略的知識
想要口腔與腸道健康雙贏，你該這樣做！

　　前面提到乳酸桿菌屬與蛀牙有關，大家是否會因此害怕乳酸桿菌屬呢？營養師

特別提醒不要忘記乳酸桿菌屬是守護腸道健康的重要夥伴，乳酸桿菌屬進入腸胃道後，透過抑制腸道壞菌生長、減少壞菌所產生的毒素，能發揮許多有益於人體的功效，例如抗發炎、抗氧化、促進免疫力與神經系統正常運作等。因此，乳酸桿菌屬真的是我們不可或缺的腸道益生菌，大家千萬不要因為擔心蛀牙而拒絕乳酸桿菌屬。相反地，我們應該要減少精緻糖的攝取，並食用含有乳酸桿菌屬的無糖優格、起司、優酪乳或補充品，只要養成食用後清潔口腔的良好衛生習慣，就能同時兼顧口腔與腸道的健康，達到雙贏的效果。

蛀牙就是警訊，家長不能掉以輕心！

讓人驚訝的是，當壞菌大肆占據口腔時，不只會讓孩童的乳牙蛀牙，學者還發現口腔菌失衡，竟然與孩童的乳糜瀉、自閉症、類過敏性紫斑、急性闌尾炎、發炎性腸道疾病或阻塞性睡眠呼吸中止症等全身性健康問題息息相關。[2] 就算蛀牙的乳牙都換掉，壞菌依然會如釘子戶一樣賴在口腔不肯走，持續對孩子的健康造成負面影響。所以，家中有小寶貝的家長千萬不要抱持著「反正還會再長恆齒，乳牙蛀了或掉牙也沒關係」的想法，而輕忽兒童蛀牙這道重要的警訊。

病從口入！口腔菌遠端操控人體的全身性健康

你是不是也與我同樣好奇，口腔菌究竟是如何遠端操控人體的全身健康呢？原來口腔菌會透過食道進入腸道，改變腸道微生態平衡及影響消化系統運作。再加上口腔菌所產生的毒素，也可能會進入血液而使人體處於低度發炎狀態，然後引發全身性的各種慢性疾病。值得一提的是，學者發現口腔菌狀況與成人的肥胖、糖尿病、肝癌、肝硬化、大腸癌、胰臟癌、類風濕性關節炎與失智症等全身性健康問題也有關。[1, 3] 換句話說，「病從口入」是真的！想要保持最佳的健康品質，就要好好穩定口腔菌平衡。

從飲食阻止口腔菌失控的整「腸」物質

　　了解口腔菌影響眾多健康問題之後，接著我們一起了解如何透過飲食阻止口腔菌失控。

● **綠茶** [5]

　　綠茶中含有豐富的植化素，不僅能改善腸道微生物生態環境，所含的兒茶素更可以抑制口腔中壞菌的生長，是我們養出一口好菌的重要幫手。從一項小型的人體研究發現，綠茶調節口腔菌表現的同時，還可以降低香菸中致癌物對口腔的危害作用。因此，營養師建議大家平常可以選擇無糖綠茶來取代其他含糖飲品，讓綠茶幫助我們維持口腔健康。

● **多酚類** [1]

　　許多研究已證實多酚類可以抑制腸道與口腔內致病菌的生長，同時還可以舒緩口腔發炎，同時還可以舒緩口腔發炎，可謂是天然對抗口腔致病菌的絕佳候選者。多酚類廣泛存在於植物性食材中，因此多攝取蔬果、全穀類、豆類與堅果種子等食材，才能真正讓飲食發揮最佳的食癒力。

● **其他與牙齒保健有關的飲食因子**

　　除了上述的飲食因子之外，營養師也依據美國牙科學會的建議 [6]，整理出以下護牙與傷牙食材，供大家參考：

飲食因子	作用
奶類與其製品	無額外添加糖的奶類可以提供保護牙齒所需的鈣與蛋白質。
瘦肉	脂肪含量較低的海鮮或家禽可以提供磷與蛋白質，做為牙齒穩健的原料。
含氟鹽、含氟水	市售的含氟鹽、含氟水具有對抗蛀牙必備的氟元素。
咀嚼冰塊	咀嚼堅硬的冰塊容易使牙釉質損壞。

飲食因子	作用
柑橘類	酸性食物會損傷牙釉質，建議食用後多喝水。
咖啡因與酒精	咖啡因可能使口腔脫水而不利牙齒健康，因此建議飲用後多喝水；酒精會引起口腔脫水或減少唾液分泌量，容易導致蛀牙和其他口腔感染問題。
黏稠食物	水果乾、軟糖等具黏性的食物，留在牙齒上的時間比其他類型的食物更長而造成牙齒損傷。食用後多漱口，並仔細刷牙和使用牙線清潔。

進階「腸」識

● 口腔菌與大腸癌[1]

當人體的免疫力下降，口腔中的 *Fusobacterium nucleatum* 會透過血液循環轉移到身體其他部位，從而導致局部部位發炎並間接促進腫瘤的形成。

● 口腔微生物與失智症

研究發現口腔中的 *Porphyromonas gingivalis*、*Tannerella forsythia* 和 *Treponema denticola*，或是單純疱疹病毒（herpes simplex virus）可能透過參與多種發炎反應與免疫作用，而與失智症的病程進展有關。[3] 此外，台灣的小型人體研究發現失智症患者口腔內的 *Lactobacillales*、*Streptococcaceae* 數量，以及 *Firmicutes*/*Bacteroidetes* 比例（F/B ratio）顯著增加；而 *Fusobacterium* 和 *Bacteroidetes* 的數量則顯著減少。[4]

● 口腔微生物與其他人體健康狀況[1]

雖然還需要更多研究以確定口腔微生物對系統性疾病或人體健康狀況的影響與詳細機轉，然而目前學者已發現許多疾病患者與健康族群的口腔微生物有顯著的差異：

健康狀況	增加的口腔微生物	減少的口腔微生物
肥胖	*Plasmodium*、*Streptococcus mutans*	*Haemophilus*、*Corynebacterium*、*Carbonophilic phage*、*Staphylococcus*
糖尿病	*Actinomyces*、*Neisseria*、*Selenomonas*、*Veillon*、*Capnocytophaga*、*Fusobacterium*、*Streptococcus*	*Bifidobacterium*、*Eubacterium*
肝癌	*Clostridium*、*Oribacterium*、*Ciliate*、*Actinomycetes*、*Campylobacter*	*Haemophilus*、*Streptococcus*、*Pseudomonas*
肝硬化	*Enterobacteriaceae*、*Enterococcus*	
胰臟癌	*Helicobacter pylori*、*Porphyromonas gingivalis*、*Actinobacillus actinomycete*	
類風濕性關節炎	*Lactobacillus salivarius*、*Atopobium*、*Leptotrichia*、*Prevotella*、*Cryptobacterium curtum*	*Corynebacterium*、*Streptococcus*

● 口腔菌與兒童健康狀況 [2]

有些兒童研究發現，許多孩童的健康狀況也與口腔內的微生物有關：

孩童健康狀況	增加的口腔微生物	減少的口腔微生物
早期蛀牙	*Streptococcus mutans*、*Streptococcus salivarius*、	*Actinomyces*

孩童健康狀況	增加的口腔微生物	減少的口腔微生物
早期蛀牙	*Streptococcus sobrinus*、 *Streptococcus parasanguinis*、 *Streptococcus wiggsiae*、 *Streptococcus exigua*、 *Lactobacillus salivarius*、 *Parascardovai denticolens*、 *Porphyromonas*、 *Veillonella* *Candida albicans*	
乳糜瀉	*Rothia*、*Porphyromonas endodontalis*、*Gemellaceae*、 *Prevotella nanceiensis*、 *Streptococcus sanguinis*、 *Lachnospiraceae*	*Actinobacteria*、*Actinomyces* spp.、*Atopobium* spp.、 *Corynebacterium durum*
自閉症	*Limnohabitans* spp.、 *Planctomycetales*	*Ramlibacter tataouinensis*、 *Mucilaginibacter* spp.、 *Bacteroides vulgatus*、 *Gemmata* spp.
類過敏性紫斑（Henoch-Schönlein purpura, HSP）	*Neisseriales*、*Neisseriaceae*、 *Neisseria*、*Veillonella*、 *Nagativicutes*、*Veillonellales*、 *Veillonellaceae*、*Prevotella*、 *Prevotellaceae*、*Bacteroidetes*、 *Bacteroidia*、*Bacteroidales*	*Proteobacteria*、 *Gammaproteobacteria*、 *Pseudomonadales*、 *Moraxellaceae*、 *Acinetobacter*、 *Alphaproteobacteria*、 *Pasteurellaceae*、 *Pasteurellales*、*Haemophilus*

孩童健康狀況	增加的口腔微生物	減少的口腔微生物
急性闌尾炎	*Pasteurella stomatis*	*Eikenella corrodens*、*Fusobacterium nucleatum*
發炎性腸道疾病	*Spirochaetes Synergistetes*、*Bacteroidetes*	*Fusobacteria*、*Firmicutes*
阻塞性睡眠呼吸中止症（obstructive sleep apnea syndrome, OSA）	*Veillonella*、*Prevotella*、*Mogibacterium*、*Campylobacter*、*Butyrivibrio*	*Thermus*、*Pseudomonas*、*Lautropia*、*Achromobacter*

● 綠茶對口腔菌的影響 [5]

　　學者分析吸菸者喝綠茶前後的口腔菌表現，結果顯示飲用綠茶後，口腔內與口腔癌有關的 *Streptococcus*、*Staphylococcus* 數量降低了，因此認為綠茶降低香菸致癌性的效果，可能與改變口腔菌表現有關。

參考資料

1. Lu, Maoyang, Songyu Xuan, and Zhao Wang. "Oral microbiota: A new view of body health." Food Science and Human Wellness 8.1 (2019): 8-15.

2. Xiao, Jin, Kevin A. Fiscella, and Steven R. Gill. "Oral microbiome: possible harbinger for children's health." International journal of oral science 12.1 (2020): 1-13.

3. Sureda, Antoni, et al. "Oral microbiota and Alzheimer's disease: Do all roads lead to Rome?." Pharmacological research 151 (2020): 104582.

4. Wu, Yi-Fan, et al. "Oral microbiota changes in elderly patients, an indicator of alzheimer's disease." International journal of environmental research and public health 18.8 (2021): 4211.

5. Adami, Guy R., et al. "Effects of green tea on miRNA and microbiome of oral epithelium." Scientific reports 8.1 (2018): 1-12.

6. American Dental Association. Good Foods for Dental Health. Retrieved July 5, 2021 from https://www.mouthhealthy.org/en/nutrition/good-foods-slideshow

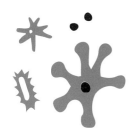

| 2.8 |
補血大解密，
腸道菌也能動員造血系統

女性從青春期開始，每個月被迫與「好朋友」約會，很多人時不時出現貧血症狀，像是頭暈無力、手腳冰冷，多走幾步或稍做運動就喘不過氣來等，連帶影響日常生活。雖然女性因為生理期的關係，確實比較容易有貧血的問題，但是，貧血絕對不是女性朋友的專利，生活中男性其實也會貧血。談到貧血，許多民眾總是斬釘截鐵地認為「鐵」定要大補「鐵」，殊不知造成貧血的原因非常多。現在，就跟著營養師逐一澄清缺血事實，了解後就不會認為貧血只是缺鐵惹的禍了！

根據台灣最新的營養調查資料，國人於各性別與各年齡層，都有程度不等的貧血盛行率。[1] 貧血是指紅血球或血紅素降低，導致身體或器官氧氣不足而發生疲倦、無力、精神不濟、臉色蒼白等現象。造成貧血的原因很多，首先我們可以檢視一下體內有沒有出血狀況，因為若有出血的傷口，無論是外傷或內出血，都有可能因為血液流失而引起貧血。若沒有出血，我們可以再經由血紅素數值，或紅血球大小、數量來判定貧血的類型（如下表）。此外，骨髓或腎臟病變、內分泌失調等狀況都可能與貧血有關，千萬不可輕忽。

以血紅素或紅血球體積來分類貧血：

- 以血紅素做為標準：成年男性低於 13g/dL、女性低於 12g/dL
- 以紅血球體積大小分類：

貧血類型	定義（單位：fL，即 femtoliter，10^{-15} 公升）	發生原因
小球性貧血	紅血球大小 < 80 fL。	缺鐵、重金屬中毒、遺傳或慢性疾病引起、缺維生素 B6、缺銅。
正球性貧血	紅血球大小介於 80-100 fL。	外傷、腸胃道出血或潰瘍等急性或慢性失血。
巨球性貧血	紅血球大小 > 100 fL。	缺葉酸及／或維生素 B12。

「腸」被忽略的知識

腸道菌群也能調節造血機能

　　骨髓是人體生產各種血液細胞的主要器官。骨髓內的造血幹細胞除了可分化成紅血球、白血球與血小板等血球細胞外，也能產生淋巴球以調節身體內的免疫反應；當特定營養素缺乏時（如維生素 B12），也會對於造血系統產生不利影響。臨床上發現，健康族群與缺鐵性貧血患者之間的腸道微生物組成明顯不同[2]；科學家在動物實驗中使用抗生素消滅小鼠腸道微生物後，發現小鼠的造血功能明顯產生改變，不僅血液中造血幹細胞數目減少、血球增殖的速度降低，免疫細胞的組成也有顯著的變化[3]；此外，多種已知的腸道菌能自行製造與合成維生素 B12，提供人體造血所需。[4,5] 以上這些發現在在說明，腸道微生物或許能夠影響體內各種血球的分化與成熟、穩定免疫系統與協助造血營養素的合成。因此，維持腸道菌相的健康，或許是未來血液相關疾病的治療策略之一。

貧血亂補「鐵」，恐導致腸道菌相改變

　　鐵質不僅為製造血紅素所需，更是維持生長、細胞代謝與免疫反應的重要微量元素。然而，鐵質對於細胞而言猶如「雙面刃」，不足會影響正常機能，過量則

會造成氧化壓力與傷害。小腸為體內鐵質重要的吸收器官，當腸道好菌多，鐵質就能夠在酸性的環境進行吸收，同時也能避免腸道發炎反應與免疫失調，維持正常的造血機能。[6] 不過，若是隨意補充鐵劑造成大量鐵質湧入腸道，不僅會引起腸道菌群失衡，也會破壞腸道細胞的維持與修復能力。[7] 營養師建議大家一定要了解自己貧血的原因，若是因為缺乏鐵質而貧血，就要好好檢視飲食習慣，在不超過每日建議分量下，選擇海產類（如文蛤、章魚、蚵仔等）、動物肝臟或紅肉等富含鐵質的食物，或在醫師指示下選擇適合自己補充的鐵劑種類與劑量。

提升鐵質吸收率的整「腸」物質

● 益生菌

從上述內容我們可以了解，腸道健康也與造血功能密切相關，因此，科學家推論益生菌可能有助於改善缺血問題。許多小型的臨床研究發現，益生菌可透過不同方式幫助身體更容易吸收食物中的鐵。[6] 因此，營養師建議大家不妨從日常飲食攝取無糖優酪乳或優格以得到益生菌，或是詢問醫師與營養師，依照自己的健康需求來選擇合適的益生菌產品。

● 其他與改善貧血相關的營養素

營養素	功效	來源
葉酸	參與紅血球細胞正常分化。	深綠色蔬菜、瘦肉、黃豆製品。
維生素 B12	紅血球成熟的重要因子。	動物性食物，如肉類、魚類。
維生素 C	可以增加鐵質的吸收。	新鮮當季的水果，如芭樂、柑橘類、奇異果等。
維生素 B6	輔助血紅素的形成。	全穀類、魚類、肉類、蔬菜或水果。

進階「腸」識

● 腸道微生物與缺鐵性貧血

鐵質為所有細胞生物生存所需的必要物質，缺乏時可能造成貧血，也會改變腸道菌叢的生態環境。一項小型的前導研究（pilot study）發現，缺鐵性貧血患者腸道微生物 *Enterobacteriaceae* 與 *Veillonellaceae* 的比例明顯增加，*Coriobacteriaceae*、*Bifidobacteriaceae/Enterobacteriaceae* 比值降低[2]；部分研究認為，缺鐵的環境會造成 *Lachnospiraceae*、*Ruminococcaceae*、*Bacteroidaceae* 等腸道菌數量減少，*Bifidobacteriaceae*、*Enterobacteriaceae* 與 *Lactobacillaceae* 等特定菌種數量增加，進而改變環境中短鏈脂肪酸的濃度。[8,9] 短鏈脂肪酸對人體腸道有許多益處，由此推論，鐵質不僅影響我們的造血系統，也與腸道菌群的生態變化、腸道健康密切相關。

● 腸道益生菌與宿主鐵的吸收

腸道益生菌如 *Lactobacillus plantarum* 299v（Lp299v），可透過不同途徑協助宿主吸收鐵質[6]：(1) 產生酸性代謝產物如 p-hydroxyphenyllactic acid，將三價鐵還原成較易吸收的二價鐵；(2) 增加腸道黏蛋白（mucin）生成，強化腸道細胞的完整性，維持鐵質的正常吸收；(3) 調節免疫達到抑制腸道發炎的效果，間接減少抑制腸道鐵質吸收的蛋白質，如鐵調素（hepcidin）的合成，增加鐵的吸收。目前這些發現來自較小型的臨床試驗，期待未來有更多相關研究，讓我們了解益生菌對於鐵營養指標（如血紅素、運鐵蛋白飽和度與血清鐵蛋白等）的影響。

● 補充鐵劑對腸道菌的影響

2021 年探討宿主與腸道微生物鐵質恆定的回顧性文獻，作者統整近 20 篇臨床、動物與體外細胞實驗研究，以微生物種系發展世系圖（phylogenetic tree）說明鐵劑補充對於腸道 *Firmicutes*、*Bacteroidetes*、*Actinobacteria*、*Proteobacteria* 菌門（phylum）與不同菌屬（genus）的影響。[7] 從下表可以發現鐵劑的使用確實會改變腸道微生物生態。因此建議民眾必須由醫師判斷是否缺鐵及其原因，若需要使

用鐵劑治療時，也必須遵照指示服用。

腸道菌數量	腸道菌種類
不變	*Firmicutes*：*Bacillus*、*Turicibacter*、*Granulicatella*、*Megamonas*、*Veillonella*、*Turicibacter*、*Candidatus Arthromitus (SFB)*、*Butyrivibrio*、*Subdoligranulum*、*Clostridium cluster IV* *Bacteroidetes*：*Alistipes* *Actinobacteria*：*Colinsella*、*Eggerthella*、*Rothia* *Proteobacteria*：*Enterobacter*、*Succibivibrio*、*Desulfovibrio*、*Parasutterella*
增加	*Dialister*、*Lachnospira*、*Clostridium cluster XIVa*、*Oscillibacter*、*Xylanibacter*、*Helicobacter*、*Shigella*、*Slackia*
減少	*Pediococcus*、*Phascolartobacterium*、*Sporacetigenium*、*Oscillospira*、*Acetanaerobacterium*、*Barnesiella*、*Asaccharobacter*、*Alloscardovia*

● 腸道菌與維生素 B12

維生素 B12 為紅血球成熟的重要因子，其為環狀結構，環中心含有一個鈷離子，故又稱鈷胺素（cobalamins）。微生物可於有氧或無氧的條件下，透過從頭合成（de novo synthesis pathway）、再利用途徑（salvage pathway）產生維生素 B12，因此腸道中的細菌會影響維生素 B12 的合成，進而影響紅血球的成熟。以下整理文獻提出不同途徑合成維生素 B12 的菌種[5]：

	菌種	從頭合成	再利用途徑
好氧菌	*Pseudomonas dentrificans* *Rhodobacter capusulatus* *Rhodobacter sphaeroides* *Sinorhizobium meliloti*	V	V

	菌種	從頭合成	再利用途徑
厭氧菌	*Salmonella typhimurium* *Thermosipho melanesiensis* *Thermosipho africanus*	V	V
	Bacillus megaterium *Propionibacterium shermanii*	V	--
	Escherichia coli *Thermotoga thermarum* *Thermotoga lettingae* *Fervidobacterium nodosum* *Kosmotoga olearia*	--	V

參考資料

1. 衛生福利部國民健康署（2019）。國民營養健康狀況變遷調查（102-105 年）。

2. Muleviciene, Audrone, et al. "Iron deficiency anemia-related gut microbiota dysbiosis in infants and young children: A pilot study." Acta microbiologica et immunologica Hungarica 65.4 (2018): 551-564.

3. Josefsdottir, Kamilla S., et al. "Antibiotics impair murine hematopoiesis by depleting the intestinal microbiota." Blood, The Journal of the American Society of Hematology 129.6 (2017): 729-739.

4. Albert, M. J., V. I. Mathan, and S. J. Baker. "Vitamin B12 synthesis by human small intestinal bacteria." Nature 283.5749 (1980): 781-782.

5. Fang, Huan, Jie Kang, and Dawei Zhang. "Microbial production of vitamin B 12: a review and future perspectives." Microbial cell factories 16.1 (2017): 1-14.

6. Vonderheid, Susan C., et al. "A systematic review and meta-analysis on the effects of probiotic species on iron absorption and iron status." Nutrients 11.12 (2019): 2938.

7. Seyoum, Yohannes, Kaleab Baye, and Christèle Humblot. "Iron homeostasis in host and gut bacteria—a complex interrelationship." Gut Microbes 13.1 (2021): 1-19.

8. Dostal, Alexandra, et al. "Low iron availability in continuous in vitro colonic fermentations induces strong dysbiosis of the child gut microbial consortium and a decrease in main metabolites." FEMS microbiology ecology 83.1 (2013): 161-175.

9. Dostal, Alexandra, et al. "Iron modulates butyrate production by a child gut microbiota in vitro." MBio 6.6 (2015): e01453-15.

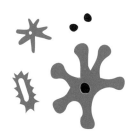

| 2.9 |

不給糖，就搗蛋？
高糖飲食傷腸道也傷腦！

　　結束整個上午苦悶的工作，午餐後同事問要不要來一杯手搖飲，或是站在便利商店層架前，想來份點心犒賞自己時突然想起，糖可能會為健康帶來許多負面影響，於是開始徘徊難以抉擇。最後，不是悵然若失地空手回到辦公室，就是帶著罪惡感喝下手搖杯或一口吃下點心。糖是我們生活中不能失去的重要夥伴，如果沒有糖，酸甜苦辣瞬間少一味！即使身為營養師，有時也是個嗜甜如命的小螞蟻。本節將不藏私地跟大家分享糖對腸道菌與腦功能的影響，以及如何正確攝取糖，讓你生活甜得開心又健康。

「腸」被忽略的知識

愛吃糖不是大腦說的算，是腸道菌在搗亂！

　　「無法控制就是想吃甜食、喝飲料！」是很多人減重時面臨的難關，以前我們總認為只要意志力夠強大，就能控制自己的口腹之慾。然而近年來的研究顯示，食物中的糖會影響腸道菌，並透過腸－腦軸直接對腦部的食慾控制中心產生影響。

　　腸－腦軸是什麼神奇的東西呢？大腦在我們的頭部，而腸道在腹腔中，兩者雖然距離很遠，但是彼此卻可以透過腸－腦軸的神經及免疫系統，直接互相影響對方的運作，這個特殊的設計使得腸道菌具有影響腦部運作的能力。簡單來說，腸道菌在腸道負責發布訊號，透過腸－腦軸這個溝通橋梁將訊號送往大腦，扮演著影響腦部運作的重要推手。

　　研究發現，糖對腸道菌的影響會進一步影響腦部對於食慾的控制。也就是說，

我們會忍不住想要再多嚐一口甜食或飲料，不僅是因為富含糖的飲食吃起來很美味，更是因為糖具有影響腸道菌的能力，透過腸－腦軸將訊號送到大腦促進我們對甜食的偏好，並刺激大腦產生對於這些食物的渴望。科學家進一步確認，這種由糖引起的腸道菌相失衡，會導致腸－腦軸混亂，進而影響調控動物體內基因而促進脂肪合成作用，增加動物體內的脂肪量，提升肥胖的風險。這也顯示出糖對腸－腦軸的影響是肥胖的重要機轉。[1]

比胖更嚴重的事──精緻糖改變腸道菌相牽連影響腦部功能

眾多種類的糖中，以果糖和蔗糖對腸－腦軸影響的研究最為廣泛。各種動物和人類研究中皆發現，過量攝入果糖會導致原先緊密連接的腸道細胞出現破損，並伴隨腸道黏膜層受損而影響免疫作用，與腸道毒素累積等現象，導致腸道失去免疫防禦力及發炎。甚至，攝取過多果糖所引起的腸道發炎，會透過腸－腦軸對中樞神經系統產生負面影響，進而影響腦部功能，導致大腦失去對體重控制的能力。[1]一般而言，日常飲食中的果糖會出現在水果、冰品飲料使用的純果糖調味，以及手搖杯使用的高果糖糖漿之中。水果雖然含有果糖，不過同時也會攝取到膳食纖維、礦物質與維生素，所以只要每天控制水果攝取在兩到三個拳頭大的分量內，就不用擔心水果的果糖對健康造成負面影響。相反地，手搖杯中的高果糖糖漿與市售的純果糖調味品所含有的果糖，比較容易造成健康的負面影響。

市售的果汁果醋或糕餅中常使用的蔗糖，也會深深影響體重控制的機制。研究發現，蔗糖透過影響腸道菌相導致腦神經細胞功能異常，進而降低腦部控制體重與代謝的能力，以及我們對於飽足感的感受度，讓人容易一直覺得飢餓。不僅如此，蔗糖還會促使腦部對糖上癮[1]，使人一直很想吃甜食。看到這裡有沒有覺得難怪戒糖很難，因為你不是跟自己的意志奮鬥，而是和整個腸道的細菌對抗！

減少攝取精緻糖對腸－腦軸的好處，不僅限於體重控制或食慾控制等與肥胖有

關的好處而已，精緻糖對腸－腦軸的影響還延伸至腦部的記憶力。研究發現，只攝取兩週的高糖飲食，雖然還沒有對動物的體重造成影響，但是這麼短時間的食用就明顯改變了動物的腸道菌表現，而且菌相失衡的現象會對動物的記憶力產生負面影響。[2] 如果想要保持良好的記憶，不忘東忘西，一定要了解每天精緻糖量的攝取上限，最重要的是，盡量攝取營養師推薦有助於抑制嗜甜衝動的食物，才能打破這種想吃甜食的惡性循環。

適甜不嗜甜，營養師教你微糖幸福！

我們已知攝取精緻糖會影響腸－腦軸健康，導致體重控制不佳，甚至出現記憶力下降的問題，但是偶爾還是好想吃糖，怎麼樣才能吃得甜蜜又安心呢？

首先，我們來了解一天可以吃多少糖？根據世界衛生組織建議，每天糖的攝取量低於總熱量的 5% 最為理想。若以成人每天攝取 2000 大卡計算，來自精緻糖的熱量應低於 100 大卡，也就是每天糖攝取量不可超過 25 克（大約是五顆方糖）。需要留心的精緻糖包括食品或飲品製程中額外添加的糖，以及天然存在於蜂蜜、糖漿、果汁及濃縮果汁中的糖。值得注意的是，全穀類、蔬菜、水果及牛奶等原態食物中所含的天然糖分不算是精緻糖。

而食品的含糖量，透過食品標示就可以知道。台灣法規規定手搖杯需標示出含糖量，包裝食品也需將其天然食材及額外添加糖的總糖量揭露於營養標示中。如果想進一步知道購買的飲料有沒有額外添加糖，可以檢查食品標示上的成分欄，有寫果糖、蔗糖、砂糖等糖類成分，就是有額外加糖的產品。

此外，平時也可以善用一些烹調小技巧，例如滷肉時可以放入許多洋蔥、紅蘿蔔，除了增加甜度，又可添增纖維。或是準備蔬菜汁時加一些水果，享受微糖的幸福。

抑制嗜甜衝動的整「腸」物質

● 膳食纖維

膳食纖維雖然人體無法消化、吸收，但是留在腸道中可做為某些腸道菌的食物，經過這些菌的發酵代謝後會產生短鏈脂肪酸，影響腸道菌本身的生長、幫助神經與免疫系統維持正常運作，也能調節體內發炎現象，避免人體產生過度發炎的問題。當體內的發炎現象舒緩後，就可以降低發炎物質對「腸－腦軸」的干擾，進而穩定腦部功能，如此一來，便可以減少大腦想吃甜食及過度進食的衝動。此外，動物實驗發現，給予短鏈脂肪酸後可以影響與食慾、體重控制有關的腸道菌，同時改變小鼠體內負責調節攝取食物的相關基因表現，避免小鼠發生過度進食的現象。[1] 由此可知，增加日常膳食纖維的攝取，對於有效管理體重與食慾是很重要的，所以大家除了多吃高纖維的蔬菜外，主食也盡可能以未精製的全穀類（如糙米、紅藜、紫米等）取代白米、白饅頭或白麵條，才能吃到更多的膳食纖維，讓體內累積更多有益的短鏈脂肪酸。

進階「腸」識

● 果糖與蔗糖對體重控制有關的腸道菌的影響[1]

果糖會促進 *Firmicutes/Bacteroidetes* 的比值，進而對於體重控制機制有所影響；蔗糖誘導腸道中 *Clostridia* 和 *Bacilli* 的數量增加，而 *Lactobacillus*、*Sphingomonas* 和 *Klebsiella* 減少，進而影響體重控制、食慾調節與糖上癮的機制。

● 代糖對腸道菌的影響

隨著健康意識抬頭，越來越多人會選擇無糖或是添加人工代糖的飲品。有關各種代糖對於腸道菌的影響，相關人體研究結果整理如下[3]：

Acesulfame K	雖會降低人體腸道菌的多樣性，但研究認為並不會影響腸道菌群的功能。
Aspartame	未發現會對腸道菌產生影響。
Saccharin	研究發現會影響腸道微生物的變化，且可能進一步影響個案的葡萄糖耐受度。

參考資料

1. Jamar, Giovana, Daniel Araki Ribeiro, and Luciana Pellegrini Pisani. "High-fat or high-sugar diets as trigger inflammation in the microbiota-gut-brain axis." Critical Reviews in Food Science and Nutrition (2020): 1-19.

2. Beilharz, Jessica E., et al. "The effect of short-term exposure to energy-matched diets enriched in fat or sugar on memory, gut microbiota and markers of brain inflammation and plasticity." Brain, behavior, and immunity 57 (2016): 304-313.

3. Ruiz-Ojeda, Francisco Javier, et al. "Effects of sweeteners on the gut microbiota: a review of experimental studies and clinical trials." Advances in Nutrition 10.suppl_1 (2019): S31-S48.

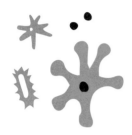

2.10
上課常分心，
原來是壞菌在搞鬼！

　　我總是坐不住，無法專心完成一件事情，也無法專注聆聽老師或爸媽對我說的話；大家都說我的身體裡應該裝了一個電力滿載的馬達，所以永遠停不下來。但是親愛的爸媽與老師，我真的不是故意不專心，而是腦袋裡有好多訊號，我不知道該聽從誰的指示，所以總是衝動地做出許多不對的反應。有沒有人可以幫幫我，去除我腦中的雜訊呢？

孩子過敏別忽視，恐與過動症有關

　　過動症全名是「注意力不足過動症」（attention deficit/hyperactivity disorder，簡稱 ADHD）。造成這種病症的危險因子相當多，包含遺傳、過敏或是難產造成的腦傷等，這些健康問題會導致孩童大腦的神經傳導物質分泌異常，而影響大腦對於衝動的抑制能力，使孩子出現無法專注、過動與衝動等狀況。許多學者試圖從過動症的危險因子中，尋找減緩孩童過動症狀的方法，而近年來最受台灣學者關注的危險因子便是「過敏」。

　　一項針對台灣過動症兒童的研究發現，過敏症狀與過動症息息相關，學者發現同時罹患兩種以上過敏症狀，例如鼻炎、濕疹、氣喘等的學童，得到過動症的機率是一般健康兒童的 2 ～ 3 倍。[1] 學者推測，過敏與過動症之間的關聯，主要是因過敏者體內免疫系統會受到致過敏物質干擾，以致出現過度發炎的現象；而長期過度發炎將導致人體內產生大量發炎物質，進而干擾大腦與神經的訊號傳遞，造成大腦訊號分子異常，而增加罹患過動症的風險。[2]

「腸」被忽略的知識

失控的腸內系統，讓孩子大腦也失控！[2]

對於大多數的過動症孩童而言，他們除了與免疫系統相關的過敏問題困擾之外，同時也面臨腸道菌相不同於健康孩童的挑戰。腸道不僅因為存有相當多的免疫細胞而有「人體最大的免疫系統」之稱，腸道中的微生物亦參與許多免疫反應與腸道神經系統的訊號傳遞，具有遠端操控大腦的能力，而影響人的行為與情緒表現。請你試想過動症孩童的大腦有多混亂，一邊受到過敏帶來的發炎訊號干擾，同時還有腸道菌相失衡所傳遞的異常訊號，這些混亂的雜訊讓孩子的大腦失控，而無法控制自身的行為與情緒。

阻斷孩子腦部雜訊的整「腸」物質

了解孩子腦部裡的雜訊後，接著讓我們來了解哪些飲食因子可以改善過敏與腸道菌相失衡，減緩過動症狀。

● 避免致過敏的食物[3]

許多過動症孩子受到過敏問題困擾，因此建議日常應盡量避開致過敏食材，以減緩過敏現象與避免腸道發炎。發炎現象改善後，將有助於穩定腸道菌相及腸道傳送給大腦的神經訊號，而能減緩過動症症狀。常見的過敏食材包含雞蛋、海鮮、奶類、堅果種子類、芒果、小麥等食材，由於每個人對於不同食物的生理反應不同，所以建議爸媽記錄下孩子的飲食狀況，找出致敏食物；若不吃某食物後過敏症狀好轉，開始吃時過敏症狀又發作，就很可能是過敏原，以後應減少食用這類食材。

● 益生菌[4]

補充益生菌可以幫助我們腸道清除壞菌、抗發炎，以及使腸道神經系統與免疫系統運作順暢，而減少腦部的異常干擾訊號，進而發揮減緩過動症症狀的潛力。

雖然目前沒有大型研究證實詳細作用，不過已有小型研究證實孕期補充益生菌，有助於預防有過敏家族史的兒童發生過動症與亞斯伯格症等精神疾病的風險。因此，營養師建議大家，尤其是孕媽咪，日常生活中不妨從無糖優酪乳、優格、韓國泡菜、納豆來獲得益生菌。益生菌因菌種的不同而功能也有所不同，例如單純護腸胃的益生菌，對抗過敏的效果或許就不顯著。大家應該依照自己的健康需求，選擇適合的市售益生菌來補充好菌。

● **給了糖更搗蛋？其他與過動症有關的營養素**

營養素	功效 / 作用	來源
鐵 [5]	過動症兒童普遍有體內鐵儲存量不足的缺鐵現象。	牛肉、豬肝、黑豆、深色蔬菜與未精製穀類、黑芝麻可以提供鐵。
油炸物 [3]	研究發現過動症的症狀可能與油炸食物有關。	減少日常食用炸雞、薯條、甜甜圈等油炸食物的頻率。
精緻糖 [3]	研究發現過動症的症狀可能與高精緻糖飲食有關。	減少日常食用餅乾、糖果、糕點與手搖飲料的頻率。雖然目前對於食品用人工色素是否會影響過動症的研究仍未有一致性結論，但避開上述的含糖食物，可以大幅減少接觸到人工色素的機會。

進階「腸」識

● **過動症、腸道菌、免疫與發炎之間的機轉 [2]**

　　雖然目前未有研究能完整說明過動症、腸道菌、免疫與發炎之間的詳細機轉，但學者提出了一些可能的解釋：

1. 過動症患者有較高的風險會出現自體免疫疾病、過敏性鼻炎和濕疹等免疫異常的現象，且有免疫異常問題的個案也有較高風險出現過動症的問題；此外部分研究發現，過動症患者血液中促發炎因子 interleukin-13 (IL-13)、IL-16 和 tumor necrosis factor（TNF）-α 的上升與過動症狀有關，這些證據可以推測發炎、免疫系統失衡與過動症之間具有一定的關聯性。

2. 腸道菌相失衡會增加腸道通透性與發炎現象，而可能導致全身性發炎和免疫功能異常的問題；現有的研究確實發現過動症患者有腸道菌相失衡、免疫異常與發炎的狀況，而全身性發炎問題可能是導致大腦的血腦屏障逐漸損壞與神經發炎的原因，從而干擾腦內的神經傳導訊號，使得個案腦部運作失常。

● **過動症孩童的腸道菌相表現** [1]

　　針對台灣過動症兒童的腸道菌相分析，比起健康族群，過動症個案的腸道菌相變化如下表，其中學者發現 *Bacteroides ovatus* 與 *Sutterella stercoricanis* 菌數與過動症的症狀表現呈正相關；該研究中亦發現 *Sutterella stercoricanis* 的數量與飲食中奶類、堅果種子與豆類攝取有關，由於這類食材為敏感族群的致過敏食材，因此學者認為這類食材可能與過動症發生的過敏問題相關。

增加的菌	減少的菌
Bacteroides uniformis、*Bacteroides ovatus*、*Sutterella stercoricanis*	*Bacteroides coprocola*

● **具有預防孩童發生過動症與亞斯伯格症等精神疾病潛力的益生菌** [4]

　　雖然目前沒有大型研究證實詳細作用，不過小型研究發現，針對有過敏性疾病家族史的嬰兒，於出生前一個月到產後六個月，持續給予嬰兒的母親 *Lactobacillus rhamnosus* GG（LGG）補充劑（非母奶哺餵的嬰兒，則是在出生後直接餵食 LGG

補充劑）；結果顯示使用 LGG 補充劑的嬰兒，在日後兒童時期被診斷為過動症與亞斯伯格症等精神疾病的風險較低。

參考資料

1. Wang, Liang-Jen, et al. "Attention deficit–hyperactivity disorder is associated with allergic symptoms and low levels of hemoglobin and serotonin." Scientific reports 8.1 (2018): 1-7.
2. Boonchooduang, Nonglak, et al. "Possible links between gut–microbiota and attention-deficit/hyperactivity disorders in children and adolescents." European Journal of Nutrition (2020): 1-13.
3. Wang, Liang-Jen, et al. "Gut microbiota and dietary patterns in children with attention-deficit/hyperactivity disorder." European child & adolescent psychiatry 29.3 (2020): 287-297.
4. Pärtty, Anna, et al. "A possible link between early probiotic intervention and the risk of neuropsychiatric disorders later in childhood: a randomized trial." Pediatric research 77.6 (2015): 823-828.
5. Konofal, Eric, et al. "Iron deficiency in children with attention-deficit/hyperactivity disorder." Archives of pediatrics & adolescent medicine 158.12 (2004): 1113-1115.

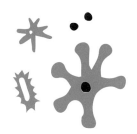

| 2.11 |

腸道壞菌竟然也是青春痘的幫凶

從小許多長輩看到我，總是微笑著說，這孩子長大後，一定滿面光彩、人見人愛；可是進入青春期後，這些讚美的話語從此銷聲匿跡，離我好遠好遠。那段在學校與補習班之間趕場的日子，只能在休息空檔隨便吃點麵包、餅乾充飢，因此回家路上香味撲鼻的鹹酥雞、炸薯條、炭烤雞排或是酥炸臭豆腐，總是讓人難以抗拒。回家後常熬夜挑燈苦讀，日復一日，開始冒出一顆又一顆的痘痘，有時甚至紅腫化膿，看著鏡子裡那張「體無完膚」的臉，好讓人心力交瘁……

要戰「痘」，從「懂痘」開始！

愛美是天性，每個人或多或少都會注重自己的面子問題。眾多「面子」困擾中，又以青春痘最為常見。正式名稱叫做「痤瘡」（acne）的青春痘，並不是年輕人的專利，不少人甚至過了 30 歲，也會因為工作壓力、飲食或是生活作息不正常，時不時為痘所苦，打壞了心情。

青春痘的產生，主要是因為體內荷爾蒙失去平衡，導致皮膚油脂分泌旺盛，阻塞了毛囊與皮脂腺。當皮膚無法順暢呼吸時，細菌（例如痤瘡桿菌）便容易大量孳生，使得皮膚下方啟動了一連串的發炎反應。在青春期的成長階段、熬夜、睡眠不足、壓力大或情緒不安時，我們體內的荷爾蒙就會產生波動，影響皮膚的油脂分泌量；如果這個時候又手癢，忍不住動手亂擠，更容易造成感染惡化，促使體內產生更嚴重的發炎反應。

「腸」被忽略的知識

膚質也和腸道菌有關 [1]

我們的皮膚與腸道總是會超前部署，站在第一線抵擋有害物質的入侵，可以說是身體的重要免疫防火牆。為了有效築起這道堡壘，越來越多的研究發現，皮膚與腸道這兩個器官常常裡應外合，透過腸－皮軸這條特殊的延長線，彼此相互連接、溝通與影響。當腸道的黏膜組織受到外來刺激而產生防疫破口時，腸道裡的有害細菌或物質，就會從這些縫隙趁虛而入，藉由血液循環影響我們的膚質狀況。科學家更發現，若膚質狀況造成心理或精神壓力時，大腦將會與腸－皮軸串聯成腸－腦－皮軸，擴大影響腸道菌相的組成與腸道通透性，讓膚質問題更加惡化。

此外，當我們習慣用邪惡但銷魂的油炸食物緩解工作壓力時，長期高油、高脂飲食會逐漸改變腸道菌的種類、數量以及多樣性，當有害細菌的比例獲得壓倒性勝利，膚質狀況自然也會受到影響。

與青春痘有關的整「腸」物質

● 益生菌

大家對於益生菌增強免疫力的效果肯定不陌生，但除此之外，益生菌還可能是治療青春痘的明日之星呢！已有許多臨床研究發現，有面子困擾的患者，補充單一或多種益生菌一段時間後，臉上青春痘的數量、紅腫與發炎程度，都遠遠少於沒有補充益生菌的對照組 [1]；另一方面，益生菌可以舒緩憂鬱或焦慮情緒 [2]，推測也可降低壓力對於腸道菌相的影響。從研究結果可看出，益生菌對於膚質狀態的維持具有間接作用。

想要肌膚健康，不能單靠益生菌。腸道菌的組成與種類，會多方面影響我們的健康。為了長期抗痘，除了益生菌外，還要在日常飲食中留意下列飲食元素，透過由內而外的飲食調整，才能養成不易冒痘的健康膚質。

● 升糖指數（glycemic index, GI）[3]

升糖指數可以用來反映食物吃進體內後血糖上升的速度。理論上，高 GI 的食材（如白米飯、白麵包等）會快速提升餐後的血糖數值；相反地，低 GI 的食物對於血糖上升速度的影響則較緩慢。當血糖在短時間內產生急遽變化時，身體就得分泌大量胰島素來降低血糖，這也會增加體內雄性荷爾蒙濃度，造成皮脂腺分泌旺盛，影響皮膚角質細胞的代謝，提高青春痘的發生機率。因此，選擇低 GI 的飲食型態，不僅對於血糖控制有好處，也能降低臉上長痘痘的機會。

● 膳食纖維 [3]

雖然目前沒有直接證據證明增加膳食纖維有助於青春痘的防治，不過膳食纖維含量高的食物，通常 GI 值也相對較低；同時，膳食纖維也是腸道好菌的生長養分，對於腸壁功能的維持、防止腸道有害菌滋長，都有重要的影響。

● 乳製品

有些學者認為，牛奶中的類胰島素生長因子（insulin-like growth factor, IGF），可能會促使皮膚的角質細胞增生變厚，使得皮脂腺分泌的油脂無法順利排出，讓痘痘的狀況更加惡化。[3] 然而，除非經過醫師或營養師專業評估後給予「減少喝乳製品」的醫囑，否則還是建議大家，千萬不要為了面子問題而拒絕每日攝取乳製品的正確飲食。畢竟，類胰島素生長因子於人體中有相當多的功效，包含促進蛋白質合成，以及對肌肉、肝臟、骨骼或神經等眾多組織發展有關鍵性的影響。更重要的是，乳製品裡的蛋白質和鈣質，是兒童與青少年成長發育不可或缺的營養要素，因此建議大家還是要適量的攝取乳品類。

● Omega-3 脂肪酸

除了減少食用油炸食物來對抗痘痘問題外，你也可以更積極地將能降低體內發炎反應的 omega-3 脂肪酸放入平日的飲食計畫裡。深海魚類是 omega-3 脂肪酸的重要來源，鮭魚、鯖魚與秋刀魚等，都是 omega-3 脂肪酸含量高，但重金屬甲基

汞含量較低的安心魚種。早在 1961 年的研究就發現，飲食當中攝取較多海鮮的青少年，較少有青春痘／粉刺的症狀，推論與 omega-3 脂肪酸在體內可以代謝成許多抗發炎物質，使皮膚減少慢性發炎有關。[4]

進階「腸」識

● 痤瘡屬於皮膚相關疾病

痤瘡是一種皮膚慢性發炎的疾病，可以分成粉刺、丘疹、膿皰、囊腫與膿瘍等不同種類，每個種類也有不同的嚴重程度差異，因此，有痤瘡困擾者一定要諮詢專業皮膚科醫師，依據不同病況使用合適的藥物治療。

● 青春痘與腸道菌[1]

想要更進一步了解青春痘與腸道菌關係的讀者，可以參考 2019 年發表於《臨床醫學雜誌》的文章〈Potential Role of the Microbiome in Acne: A Comprehensive Review〉。目前學者發現有面子困擾的患者，與一般人相比，腸道微生物存在顯著差異，整理如下：

數量增加	數量減少
Bacteroides	*Allobaculum*
	Bifidobacterium
	Butyricicoccus
	Coprobacillus
	Firmicutes
	Lactobacillus

● 具有改善青春痘潛力的腸道菌[1]

科學家透過體外細胞實驗研究發現，*Staphylococcus epidermidis*、*Streptococcus salivarius*、*Lactococcus* sp. HY449、*Streptococcus thermophiles*、*Lactobacillus paracasei*、*Enterococcus faecalis*、*Lactobacillus plantarum* 等腸道菌，可透過產生抗菌物質、降低發炎因子等不同途徑，抑制痤瘡桿菌的生長，發揮抗痘潛能。然而，目前尚需等待更多臨床研究驗證這些發現。

參考資料

1. Lee, Young Bok, Eun Jung Byun, and Hei Sung Kim. "Potential role of the microbiome in acne: a comprehensive review." Journal of clinical medicine 8.7 (2019): 987.
2. Messaoudi, Michaël, et al. "Assessment of psychotropic-like properties of a probiotic formulation (Lactobacillus helveticus R0052 and Bifidobacterium longum R0175) in rats and human subjects." British Journal of Nutrition 105.5 (2011): 755-764.
3. Kucharska, Alicja, Agnieszka Szmurło, and Beata Sińska. "Significance of diet in treated and untreated acne vulgaris." Advances in Dermatology and Allergology/Postępy Dermatologii i Alergologii 33.2 (2016): 81.
4. Hitch, Joseph M., and Bernard G. Greenburg. "Adolescent acne and dietary iodine." Archives of dermatology 84.6 (1961): 898-911.

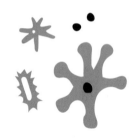

| 2.12 |
戰勝疲勞：喝咖啡選對時間，
早餐午餐吃對食物

走進辦公室，你是不是常常哈欠打不停？明明睡足了 8 小時，但總覺得怎麼樣都睡不飽；剛坐下辦公沒多久，盯著電腦螢幕注意力卻無法集中，全身倦怠，做什麼都提不起勁。與過去旺盛的精力相比，無論是身體或心靈，總是感覺無精打采、缺乏活力，懷疑自己是否變成「初老族」？其實，你的疲勞可能是錯誤的飲食所導致。

總是覺得累，問題原來出在飲食上！

● 沒有好好吃早餐

沒吃早餐是我們一整天疲累的主要原因。試想兩餐之間最長的空白期，就是前一晚的晚餐到第二天早上這段時間，以為自己處在休息狀態，實際上身體仍不眠不休地進行新陳代謝。更有趣的是，研究發現比起吃豐富晚餐的人，吃豐盛早餐的人不僅胰島素分泌、血糖都比較正常，且食物產熱效應更好。食物產熱效應是指我們攝取食物後，引起一連串消化、吸收、轉運、代謝及儲存等活動，而使體內能量消耗增加[1]；換句話說，同樣一份豐富的餐點，如果選擇在早餐時段而非晚餐時段享用，身體比較不會將熱量轉換成更多脂肪囤積。因此，想讓精神飽滿充滿戰鬥力，應該用早餐來為腦部提供適當的營養素，像是醣類、苯丙胺酸、葉酸、菸鹼素、維生素 C、銅等營養素。相反地，如果不吃早餐，或是亂吃早餐，沒有正確的營養素來合成這些物質，自然就會感到疲倦。

● 喝咖啡的時間不對

一邊吃早餐一邊喝著香醇濃郁的咖啡，保留給自己工作前幾分鐘的儀式感，「將就的」工作日常也能變成「講究的」生活品味。不過營養師要提醒大家，這種浪漫偶爾為之還可以，如果養成長期濃咖啡配餐食或餐後馬上來一杯濃咖啡的習慣，小心體內鐵質的吸收受到影響。鐵質是我們體內運送氧氣到各個組織的重要元素，鐵質不足時，便會感到氧氣不足，而且全身倦怠，打哈欠就是身體缺氧的求救訊號；除了鐵質，銅等礦物質也是製造「抗疲勞」神經傳導物質的重要元素，餐後喝濃咖啡或濃茶，也會影響銅的吸收，讓人無精打采。

● 午餐吃太多澱粉

許多人工作一忙就耽誤了中午用餐時間，於是隨手買個飯糰、三明治或麵包充飢。這類午餐多半由碳水化合物組成，而忽略蛋白質食物如豆類、魚類、蛋類或瘦肉的攝取，蔬菜水果也吃得太少。如果午餐大部分只有碳水化合物，很容易使讓腦部想放鬆的神經傳導物質血清素快速增加，整個下午便精神不濟、腦袋不靈光。

● 一整天的水分攝取不足

人體所有細胞的代謝都在水中進行，細胞產生的廢物也是藉由水分經由泌尿系統排出。一般健康的人可用每公斤體重 ×30 毫升，推估自己一天所需要的總水量，假設女生以 50 公斤、男生 70 公斤計算，一天大概要攝取 1500 與 2100 毫升的水量。因此，當我們水分喝得不夠，身體產生的廢物不容易排出，自然會造成疲累的感受。

「腸」被忽略的知識

腸道壞菌也會讓人累

疲勞除了與工作、壓力和飲食有關外，越來越多研究認為腸道菌可能是引發疲

累的凶手之一。相信很多人都有這種經驗，長期疲勞下，消化不良、胃食道逆流、便祕或腹瀉等腸胃不適症狀也會反覆出現，讓人不勝其擾。2021 年發表在國際知名期刊《科學報告》（*Scientific Reports*）的一篇研究發現，慢性疲勞者的腸道菌組成樣態與一般健康人不同，反而和經常發生腸道發炎的患者相似，推論長時間身心俱疲可能會誘發腸道生態改變，直接／間接改變腸道通透性與免疫平衡，甚至影響中樞神經系統，引起身體不良的連鎖反應。[2]

讓你遠離慢性疲勞的整「腸」物質

● 益生菌

對抗疲勞，身體與心理適當的休息很重要，不過，養好腸道菌也能強化我們的抗疲勞韌性。加拿大一篇研究發現，給予 39 名慢性疲勞受試者每日補充益生菌或安慰劑，結果顯示益生菌可舒緩受試者的焦慮指數[3]；另一篇澳洲研究發現，補充益生菌可改善慢性疲勞患者的睡眠品質、認知功能與疲勞感受。[4] 雖然目前尚需更多大型的研究結果來證明益生菌能改善疲勞，但想要解除身體的累，現在就開始累積腸道好菌準沒錯！

● 咖啡

咖啡對身體有不少健康功效，近年研究還發現，經常飲用咖啡的人擁有較健康的腸道生態。研究人員分析 34 位受試者的大腸鏡採集樣本與咖啡攝取習慣，發現咖啡攝取量較高的受試者（每日咖啡因量至少 82.9 毫克），腸內菌相組成較豐富，潛在的有害細菌比例也較少。[5] 雖然此篇結果僅限於一般健康人士，但精神不濟時來一杯咖啡提提神，不僅能夠暫時抵抗疲勞感，或許還能維持腸道健康。不過，營養師要特別提醒大家，最適合喝咖啡的時間應在早餐後 1 小時，因為這個時候喝咖啡較不會阻礙身體多數的礦物質吸收；除此之外，也建議下午 3 點之後最好就不要再喝咖啡了，更不用說是傍晚或晚上，以免影響壓力荷爾蒙，也影響了睡

眠品質。

● 選對食物，保持好精神的其他營養素建議

營養素	功效	來源
複合型碳水化合物	提供長期且穩定的能量，不易造成血糖波動。	糙米、地瓜、麥片、小麥胚芽等全穀雜糧類。
蛋白質	優質的蛋白質食物能供應胺基酸，合成精神奕奕所需的神經傳導物質。	豆漿等黃豆製品、深海魚類、各種蛋類和瘦肉。
鈣質	避免疲勞的重要營養素之一。	鮮奶、起司、無糖優格等乳品類。

進階「腸」識

● 慢性疲勞與腸道菌相

　　慢性疲勞的肇因至今仍不清楚。不過臨床上，患者常伴隨免疫力下降、腸胃道不適、認知功能受損等症狀，推論與腸道菌種的組成有密切關係。一項刊登於《科學報告》的義大利研究發現，相較於健康的人，慢性疲勞患者的腸道菌 *Lachnospiraceae* 減少、*Bacteroides* 與 *Phascolarctobacterium* 增加，比例失衡問題可能間接導致腸道內短鏈脂肪酸產量下降。[2] 短鏈脂肪酸為維持腸道黏膜屏障完整的重要物質，當屏障功能被破壞時，患者較容易發生腸胃道症狀。同篇研究人員進一步使用質譜儀分析腸道菌代謝產物發現，慢性疲勞患者的腸道菌會產生較多的麩胺酸（glutamic acid）。麩胺酸為一種興奮性神經傳導物質，作用與 γ-胺基丁酸（γ-aminobutyric acid, GABA）相反，兩者對於神經訊息傳遞的正常運作互相影響，推測麩胺酸過量釋放會造成發炎反應、氧化壓力、毀損血腦屏障，導致神經興奮毒性反應（excitotoxicity）或神經元死亡，因而影響患者的記憶力、專注力與信息處理速度。

● 改善慢性疲勞的益生菌

加拿大研究團隊使用 *Lactobacillus casei strain Shirota* 菌株[3]；而澳洲團隊使用內含 *Lactobacillus rhamnosus*、*Bifidobacterium lactis*、*Bifidobacterium breve* 與 *Bifidobacterium longum* 益生菌之複方膠囊進行研究介入。[4] 兩篇結果都認為，這些腸道好菌確實可以發揮精神益生菌的特性，改善患者因長期疲勞所累積的健康問題。

● 咖啡與腸道菌

咖啡攝取量較多的受試者，腸道中 *Faecalibacterium* 及 *Roseburia* 菌屬數量明顯較高，潛在有害菌 *Erysipelatoclostridium* 含量較少；另外在腸道中也發現較多的 *Odoribacter*、*Dialister*、*Fusicatenibactor*、*Alistipes*、*Blautia* 等腸道菌。[5]

參考資料

1. Richter, Juliane, et al. "Twice as high diet-induced thermogenesis after breakfast vs dinner on high-calorie as well as low-calorie meals." The Journal of Clinical Endocrinology & Metabolism 105.3 (2020): e211-e221.

2. Lupo, Giuseppe Francesco Damiano, et al. "Potential role of microbiome in chronic fatigue syndrome/myalgic Encephalomyelits (CFS/ME)." Scientific reports 11.1 (2021): 1-18.

3. Rao, A. Venket, et al. "A randomized, double-blind, placebo-controlled pilot study of a probiotic in emotional symptoms of chronic fatigue syndrome." Gut pathogens 1.1 (2009): 1-6.

4. Wallis, Amy, et al. "Open-label pilot for treatment targeting gut dysbiosis in myalgic encephalomyelitis/chronic fatigue syndrome: neuropsychological symptoms and sex comparisons." Journal of translational medicine 16.1 (2018): 1-16.

5. Gurwara, Shawn, et al. "Caffeine consumption and the colonic mucosa-associated gut microbiota." Official journal of the American College of Gastroenterology| ACG 114 (2019): S119-S120.

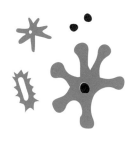

| 2.13 |
壓力爆表嗎？
讓食物幫你釋放慢性壓力

生活總是會遇到各種壓力爆表的時刻，例如在電視機前為支持的國手或隊伍加油時，情緒跟著得分與否起起伏伏、心跳加速、全身緊繃。這種緊張的情緒若隨著賽事結束就過了，也就是為了單一事件緊張而造成的壓力，比較容易處理。然而，慢性壓力則會讓我們無時無刻都覺得緊張，例如每天總覺得有做不完的待辦事項，一會兒有文案要趕、一下子又有報告要交，下班後還有做不完的家事，洗不完的碗盤和衣服、收拾不完的東西⋯⋯，這些日常生活瑣事不太可能完全消失，有些人可以應付自如，有些人卻深受其擾。

無法應付慢性壓力常常和不良的飲食習慣有關，而且是一種惡性循環。一開始只是因為忙碌忽略了飲食，使得身體面對壓力的應變能力變低，此時身體的壓力荷爾蒙「皮質醇」升高，會開始出現情緒性暴食、想吃垃圾食物的慾望；而過多高脂、高糖的不均衡飲食型態，更會導致身體無法順利將皮質醇代謝掉，進而產生許多負面影響，如免疫系統受到抑制、血壓與血糖調節不穩定等問題。不過，皮質醇對於人體並非毫無益處，它的存在與體內醣類、脂肪、蛋白質三大營養素的代謝有關，也在發炎反應中扮演重要的調節角色。想要解除壓力，盤點影響壓力荷爾蒙的飲食行為就非常重要了。

導致壓力更大的不良飲食習慣

● 咖啡成癮

咖啡已成為現代人日常生活中不可或缺的飲品，累得快睡著時來一杯，下午茶

時也要來一杯，熬夜趕企畫案時更要來一杯，一天三、四杯司空見慣。大家都以為喝咖啡會讓精神振奮，不過研究發現，只要 200 毫克的咖啡因（即連鎖超商、飲料店標示飲品咖啡因含量為紅燈者），就能讓體內的皮質醇濃度增加約 30%，18 個小時後才會慢慢下降，這可說明咖啡因是造成壓力荷爾蒙的主因之一。因此，建議喝咖啡的時間在下午以前。

● 嗜甜如命

壓力會增加皮質醇而抑制快樂荷爾蒙「血清素」的分泌，因此當我們處於壓力大時，會有想要吃甜食的衝動。甜食一下肚，血糖會快速地增加，心情可能暫時變好，但是沒過多久，過多的血糖就會刺激胰島素作用，來壓制過高的血糖濃度。胰島素就像一把鑰匙，能開啟細胞的大門，讓血液中的葡萄糖進入細胞中，使細胞有足夠的能量來正常運作，且可以降低血糖。當大腦長時間處於血糖上下激烈波動的情況時，容易引起腦細胞的「不悅」，使我們的情緒與思緒處於不愉快的狀態。目前學界也認為，過多的精緻糖會「過度」活化我們的壓力應變系統，也就是「下視丘－腦下垂體－腎上腺軸」（hypothalamic-pituitary-adrenal, HPA），使得體內產生更多的壓力荷爾蒙皮質醇，改變大腦對壓力的認知，誘發身體對壓力的過度反應。

「腸」被忽略的知識

腸道菌群、壓力調節與飲食行為彼此交互影響

從前面一路讀下來，大家應該深刻理解腸－腦軸的存在，也就是腸道微生物組成的多樣性與平衡，可能會與中樞神經、內分泌與免疫系統產生多種相互調節模式，影響大腦情緒與飲食行為的運作。當我們備感壓力時，會企圖用垃圾食物來掃除心中的垃圾，結果情緒垃圾越積越多，這是因為我們吃的不是大腦與腸道要的食物，不僅得不到大腦善意的回應，也會影響腸道菌種的繁殖與平衡。過多的

壓力也會加速體內發炎反應與皮質醇分泌，影響腸道菌的組成與分布；而失衡的腸道菌相所產生的毒素或代謝產物，也會改變我們的情緒與飲食行為。[1]

能幫助釋放慢性壓力的整「腸」物質

● 益生菌

目前科學家認為，益生菌為緩解壓力或情緒問題的明日之星。一項針對日本 69 位醫學院學生的臨床研究發現，補充 12 週乳酸菌飲料，可顯著改善考生考試前的壓力感受、睡眠品質，甚至降低壓力荷爾蒙皮質醇的濃度。[2] 2020 年探討益生菌補充與壓力舒緩的統合分析（meta-analysis），彙整與統計七篇臨床試驗的結果後發現，益生菌確實可緩解健康成人在面對壓力時的焦慮或憂鬱感受。[3]

● 地中海飲食型態

有慢性壓力的人，不僅皮質醇的濃度高於正常人，體內也會處於慢性發炎的狀態。一項追蹤約 10 年、分析近 16000 名健康成年人的飲食研究發現，強調新鮮蔬果、全穀雜糧、健康油脂與適量蛋白質的地中海飲食型態，有助於降低憂鬱症的發生[4]；另一篇發表在營養學術期刊《Nutrients》中的研究也發現，飲食越趨近地中海飲食者，越能降低壓力荷爾蒙皮質醇對於發炎指標的影響。[5] 推論地中海飲食有助提升人體腸道生態健康與多樣化，進而降低壓力伴隨而來的慢性發炎問題。[1,6]

● 其他與改善慢性壓力相關的營養素

營養素	功效	來源
維生素 C	減少皮質醇分泌。	芭樂、釋迦、龍眼與金黃奇異果等當季水果。
鎂	讓神經放鬆、降低皮質醇分泌。	南瓜子、葵瓜子、芝麻等堅果種子類；黃豆及黑豆也含量豐富。

色胺酸	能合成快樂荷爾蒙血清素，讓心情放鬆。	黃豆、小麥胚芽、黑芝麻。

進階「腸」識

● 精神益生菌

　　精神益生菌（psychobiotics）一詞最早於 2013 年由愛爾蘭學者提出定義，用來形容適量攝取可改善精神、心理障礙患者精神及情緒健康的腸道好菌。目前已有眾多文獻探討精神益生菌用於神經退化性疾病（如阿茲海默症、帕金森氏症等）、神經發育障礙疾病（如自閉症、注意力不足過動症等）的介入成效，有興趣了解的讀者可參閱益生菌權威蔡英傑教授與其團隊的回顧整理[7]，以下僅說明可改善壓力、情緒的精神益生菌種類[7,8]：

精神益生菌名稱	調控壓力或情緒的可能機轉
Lactobacillus helveticus NS8	提升大腦海馬迴中血清素、正腎上腺素，以及與腦部神經再生相關的腦源性神經滋養因子（brain-derived neurotrophic factor, BDNF）的濃度。
Lactobacillus paracasei PS23 (PS23)	增加大腦海馬迴中血清素與多巴胺的濃度，提高腦源性神經滋養因子的表現。
Lactobacillus plantarum PS128	降低發炎反應、減少壓力荷爾蒙皮質醇分泌、增加血清素的含量。
Lactobacillus rhamnosus (JB-1)	降低壓力荷爾蒙皮質醇的分泌、改變大腦 γ- 胺基丁酸（GABA）受體的表現。
Bifidobacterium longum NCC3001	提升大腦海馬迴中腦源性神經滋養因子的濃度。

● 壓力如何改變腸道菌

目前確切說明壓力如何改變腸道菌種類與組成的資料並不多。一篇分析情緒障礙、腸道菌與生活型態介入的回顧文章推論，厭食症患者失衡的腸道菌組成會影響體內荷爾蒙（如皮質醇）的濃度，改變患者面對壓力時的情緒反應或飲食行為。[9]我們期待未來有更多的研究，著眼於壓力、身體荷爾蒙與腸道生態三者間的關係。

● 地中海飲食對腸道菌的影響

已有許多文獻評論地中海飲食對健康的效益。[6,10]地中海飲食除富含維生素、多酚類、類胡蘿蔔素等抗氧化營養素，飲食中主要的油脂來源多為單元、多元不飽和脂肪酸，這些特色可穩定腸道生態平衡，有利腸道好菌生長以降低腸道與大腦發炎問題，改善我們的記憶與認知能力，同時也能降低壓力、憂鬱等大腦功能失調問題。[6]而地中海飲食豐富的膳食纖維（特別是水溶性膳食纖維），也可減少 *Firmicutes* 菌數、增加 *Bacteroidetes* 或 *Bacteroides*、*Prevotella*、*Faecalibacterium*、*Roseburia* 等可生成短鏈脂肪酸之菌屬；其中 *Bacteroides fragilis* 與 *Faecalibacterium prausnitzii* 腸道菌數的增加，可促進免疫 T 細胞產生抗發炎物質，間接調節壓力所誘發的慢性發炎問題。[10]

參考資料

1. Madison, Annelise, and Janice K. Kiecolt-Glaser. "Stress, depression, diet, and the gut microbiota: human–bacteria interactions at the core of psychoneuroimmunology and nutrition." Current opinion in behavioral sciences 28 (2019): 105-110.

2. Nishida, Kensei, et al. "Daily administration of paraprobiotic Lactobacillus gasseri CP2305 ameliorates chronic stress-associated symptoms in Japanese medical students." Journal of Functional Foods 36 (2017): 112-121.

3. Zhang, Ning, et al. "Efficacy of probiotics on stress in healthy volunteers: a systematic review and meta-analysis based on randomized controlled trials." Brain and behavior 10.9 (2020): e01699.

4. Fresán, Ujué, et al. "Does the MIND diet decrease depression risk? A comparison with Mediterranean diet in the SUN cohort." European journal of nutrition 58.3 (2019): 1271-1282.

5. Carvalho, Kenia, et al. "Does the Mediterranean diet protect against stress-induced inflammatory activation in European adolescents? The HELENA study." Nutrients 10.11 (2018): 1770.
6. Nagpal, Ravinder, et al. "Gut microbiome-Mediterranean diet interactions in improving host health." F1000Research 8 (2019).
7. Cheng, Li-Hao, et al. "Psychobiotics in mental health, neurodegenerative and neurodevelopmental disorders." Journal of food and drug analysis 27.3 (2019): 632-648.
8. Wei, Chia-Li, et al. "Antidepressant-like activities of live and heat-killed Lactobacillus paracasei PS23 in chronic corticosterone-treated mice and possible mechanisms." Brain research 1711 (2019): 202-213.
9. Mendez-Figueroa, Vanessa, et al. "Can gut microbiota and lifestyle help us in the handling of anorexia nervosa patients?." Microorganisms 7.2 (2019): 58.
10. Tosti, Valeria, Beatrice Bertozzi, and Luigi Fontana. "Health benefits of the Mediterranean diet: metabolic and molecular mechanisms." The Journals of Gerontology: Series A 73.3 (2018): 318-326.

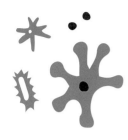

| 2.14 |
喝酒放輕鬆？
小心喝出腸胃壞菌更緊繃！

　　週末夜晚，累積一週的工作壓力，還沒下班心已蠢蠢欲動，開始計畫約朋友小酌一下，或者回家開瓶紅酒，獨享優雅微醺的夜晚。搖晃的紅酒杯，觥籌交錯的恍惚，讓緊繃的神經徹底舒緩，心情跟著酒精燃到最高點，不小心就一杯接一杯……。喝酒傷肝已經是全民常識，但酒精讓人情緒放鬆，是成年人緊湊生活中的紓壓調劑，喝一些應該不會有事吧？到底喝多少才不傷身？要幫肝排休假嗎？開酒之前，營養師告訴你如何喝得健康又不掃酒興！

「腸」被忽略的知識

腸道壞菌竟然是喝酒傷肝與傷腦的共犯？[1]

　　喝酒傷肝是大家熟悉的概念，肝臟是人體代謝酒精最依賴的器官，不過台灣人天生就比較吃虧，因為先天性解酒基因缺陷，導致台灣人酒精不耐症的比例位居世界第一。酒精不耐症會使有肝毒性的乙醛大量堆積在肝臟中，並直接破壞肝臟細胞運作，增加因飲酒引發癌症的風險，威脅人體健康。同時，由於酒精會消耗體內的營養素儲存量，使大腦與神經缺乏足夠利用的營養素，營養不良便會導致腦部認知能力惡化。雖然酒精傷肝與傷腦已是老掉牙的健康知識，不過，營養師要跟大家分享另一個留心飲酒的理由：近年來科學家研究腸道菌與人體健康的關係時發現，酒精所造成的傷肝與傷腦，原來與腸道菌相失衡有關。

腸道菌操控腸－肝軸，加劇過量飲酒傷肝的作用 [1]

原來，酒精會干擾人體腸道菌群的組成與功能，使得酒精濫用者與健康者的腸道菌相有所不同，而腸道菌相失衡又會加劇酒精對肝臟的傷害作用，這與存在腸道及肝臟之間的腸－肝軸系統有關。該系統讓腸道微生物可以利用自身製造的內毒素與氨等有毒物質來破壞肝臟的生理作用，導致肝臟細胞運作異常。同時，腸道菌相失衡也會加劇體內的發炎現象，進而影響肝臟健康。由此可知，過量飲酒不僅直接傷害肝細胞，同時也干擾腸道菌平衡與腸－肝軸系統，加劇酒精對肝臟造成的損傷。

過量酒精帶來腸道菌相失衡，竟然也加劇對腦的傷 [1]

除了會干擾腸－肝軸系統外，學者發現攝取過量酒精所引起的腸道菌相失衡，還會導致腸－腦軸系統失控。當體內腸道菌失衡時，會引發血液中的毒素濃度增加、全身性發炎作用等問題，使得腦神經細胞無法正常運作，從而加劇酒精成癮者濫用酒精、認知異常或記憶力衰退等腦部功能受損。換句話說，酒精傷腸使腸道菌相失衡後，會加劇酒精的傷肝與傷腦作用。這些概念，在在顯示避免過量飲酒才能養好腸道菌。不過，常言道「喝酒傷身，不喝傷心」，聚餐、慶祝活動怎麼能了少酒精飲料？如何能不掃酒興又保健康呢？讓營養師為你揭曉吧！

營養師教你聰明喝酒的小技巧！

● **適量飲酒最聰明** [2]

先前提到酒精濫用者容易出現腸道菌失衡，進而威脅肝臟與腦部健康，由此可知，想要減少酒精對健康的傷害，最關鍵的就是適量！目前，各國對於酒精濫用的定義為「過度飲酒無節制」，特別是短時間內大量飲酒，或每日飲酒量超過該國健康機構的酒精建議量。以台灣為例，台灣衛生福利部針對成人的酒精飲用建

議為女性每日最多一份酒精，男性每日最多兩份酒精。每份酒精為 10 公克，相當於 250 毫升酒精濃度 5% 的啤酒；或 100 毫升酒精濃度 12% 的葡萄酒；或 30 毫升酒精濃度 40% 的蒸餾酒。大家除了每天喝酒不要超過上述建議量之外，更應該為自己設定肝臟休息日，減少飲酒天數，讓肝臟有機會喘口氣，才不會被酒精傷得「肝腸寸斷」。

● 聰明獲得益生菌[3]

過量酒精會使腸道菌相失衡，加劇酒精對肝臟與大腦的傷害，因此我們可以利用益生菌來幫助腸道清除壞菌、抗發炎，使肝臟與大腦運作順暢，進而預防酒精引起的肝與腦傷害。雖然目前沒有大型研究證實詳細作用，不過已有小型研究證實，補充益生菌有助於恢復酒精引起的腸道菌相失衡與肝損傷問題。因此，營養師建議喜歡小酌的人，平日不妨從無糖優酪乳、優格、韓國泡菜、納豆補充益生菌。益生菌會因菌種不同而功能也有所不同，例如，單純護腸胃的益生菌可能對護肝效果並不顯著，大家應該依照自己的健康需求，選擇合適的市售益生菌來補充好菌。

● 其他與酒精有關的營養素：

喝一杯的時候，不要忘記來點以下營養素：

營養素	功效／作用	來源
維生素 B1	酒精會加速體內維生素 B1 代謝，使得長期飲酒的人容易缺乏維生素 B1。	全穀類、豬肉、內臟、豆類。
菸鹼素	菸鹼素缺乏會增加酒精相關疾病的風素。	大豆、魚與海鮮、蛋、肉類、堅果、乳類。
葉酸	長期飲酒會加速體內葉酸的流失。	動物肝臟、深色葉菜類、全穀類、堅果種子。

營養素	功效／作用	來源
水	人體代謝酒精時需要大量水分，若水分不足易產生口乾、頭痛和噁心感等宿醉症狀。	小酌後記得補充水分，以加速身體對酒精的代謝。

進階「腸」識

● 一般人與大量飲酒者的腸道菌差異 [3]

研究發現，與健康族群對照相比，試驗前 1～2 週平均每日酒精攝取量約為 300 mL 的大量飲酒受試者，其 *Bifidobacteria*、*Lactobacilli* 和 *Enterococci* 的數量顯著降低，alanine aminotransferase（ALT）、aspartate aminotransferase（AST）和 γ-glutamyl transpeptidase（GGT）活性顯著升高，顯示大量飲酒確實有誘導腸道菌相失衡與肝損傷的現象。

● 具有改善酒精干擾腸道菌與肝臟作用潛力的益生菌 [3]

比起僅給予標準戒酒治療（維生素 B1 和 B6 補充品以及 diazepam），食用含有 *Bifidobacterium bifidum* 和 *Lactobacillus plantarum* 8PA3 的益生菌補充品，可以顯著增加上述大量飲酒個案腸道中 *Bifidobacteria* 和 *Lactobacilli* 的數量，而有輕度酒精性肝炎的個案，益生菌補充品則有助於恢復酒精引起的肝損傷問題。

● 酒精成癮者和肝硬化患者腸道菌的變化 [4]

酒精成癮者的 *Klebsiella* 數量會增加，且 *Coprococcus*、*Faecalibacterium prausnitzii* 和 *Clostridiales order* 的數量會降低。

參考資料

1. Bajaj, Jasmohan S. "Alcohol, liver disease and the gut microbiota." Nature Reviews Gastroenterology & Hepatology 16.4 (2019): 235-246.

2. 衛生福利部（2018）。國民飲食指標手冊。

3. Kirpich, Irina A., et al. "Probiotics restore bowel flora and improve liver enzymes in human alcohol-induced liver injury: a pilot study." Alcohol 42.8 (2008): 675-682.

4. Dubinkina, Veronika B., et al. "Links of gut microbiota composition with alcohol dependence syndrome and alcoholic liver disease." Microbiome 5.1 (2017): 1-14.

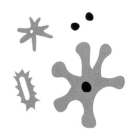

| 2.15 |

經前症候群好苦惱，
腸道菌是關鍵

對於許多年輕女性來說，每個月總是有幾天特別莫名地想哭，為了一些雞毛蒜皮的小事暴怒發脾氣，事後卻又懊悔自己的「暗黑心智」讓身邊的朋友受不了；以為甜食能夠讓自己好過些，但吃完後不快樂依舊存在。這些經前症候群（premenstrual syndrome）症狀，在好朋友來的前五天特別明顯，不僅影響平日工作表現，甚至嚴重到人際關係失調。

經前症候群為女性常見的一種症狀，根據美國婦產科醫學會指引[1]，患者至少連續三次月經週期且月經來的前五天，會出現以下生理、情緒等嚴重影響日常生活的不適症狀，但月經過後，症狀便自然消失：

- 情緒症狀：沮喪、易怒或暴怒、焦慮、困惑、社交退縮、注意力不集中等。
- 生理症狀：食慾改變（暴食）、乳房脹痛、腹脹或腹痛、體重增加、頭痛、四肢腫脹、疲勞、皮膚問題、腸胃道症狀、失眠或嗜睡、性慾改變等。

目前仍未有確切的結論說明經前症候群的發生原因，但醫界普遍認為，女性月經週期的荷爾蒙變化，會與中樞神經系統產生交互作用，改變大腦中神經傳導物質血清素的濃度。血清素為調節情緒的重要物質，當在體內的濃度降低時，我們可能就會感到情緒低落、焦慮、失眠、頭痛，甚至對疼痛的敏感度提高。研究確實發現，有經前症候群症狀的婦女，其血中血清素含量有減少的趨勢[2]；而臨床上

用於改善經前症候群的藥物，其中一類就是增加患者的血清素生成量，或是抑制血清素的再回收，舒緩患者情緒及身體不適症狀。

「腸」被忽略的知識

月經來前憂鬱又疼痛，可能是腸道菌在作怪

科學家發現，婦女在懷孕和產後階段，體內荷爾蒙的變化會影響特定腸道菌群的組成與數量[3]，因此推論，經期症候群的發生，可能也是因為荷爾蒙的變化與腸道菌有關。的確，一項為期 28 天、蒐集 18 ～ 45 歲女性經前症候群自我症狀紀錄的研究發現，與經期初日相比，在第 7 天與第 14 天時，受試者腸道中的革蘭氏陰性菌數量有明顯減少的趨勢[4]；也就是說，非經期時，腸道中的革蘭氏陰性菌（Gram-negative bacteria）數量較少，但越靠近經期前，革蘭氏陰性菌的數量則顯著增加。此篇研究亦證實，這些菌種數量越多，受試者疲倦、焦慮、乳房腫脹感、食慾改變等經期症候群相關症狀的嚴重程度越明顯；然而此篇只探討部分腸道中陰性菌的變化，在整個經期中完整的腸道菌叢變化，目前尚未有很明確的研究。縱然如此，目前已有許多討論產後憂鬱、疲勞、厭食的研究都認為，腸道中的菌相組成與平衡，都和上述情緒障礙問題息息相關，因而相信經前症候群的發生與腸道的菌叢應該有密切的關係。

擺脫壞姨媽的整「腸」物質

● 益生菌

如前面所說，維持腸道健康為對抗經前症候群的不二法門，因此有學者認為，補充益生菌或許可與惱人的經期症候群說再見。在經期出現前，女性體內的性荷爾蒙濃度會降到最低。日本一項為期六個月的臨床研究，以隨機分組的方式，將健康女性分成補充益生菌或安慰劑兩組，以問卷方式調查受試者經期前出現的不適

症狀，發現每天補充益生菌者，有體內性荷爾蒙濃度於經期出現前顯著上升的現象，進而明顯改善實驗期間睡眠品質、憂鬱、焦慮、提不起勁等心理不適感受。[5]因此營養師建議大家，平日可以選擇無糖優酪乳、優格等富含益生菌的乳製品，不僅提升腸道益菌數，還能攝取豐富的鈣質，協助情緒調節物質血清素的釋放，改善經前症候群症狀。

● **避免精緻糖**

捧一杯熱巧克力或是熱可可在手裡，各種經期時的不適感似乎都能舒緩，不過，這種撫慰效果通常不會持續太久。問題就出在這些精緻糖，往往會造成我們的血糖急升驟降，大腦滿足的感覺來得快也去得快；攝取過多的空熱量，會讓我們無法從飲食中取得足夠合成血清素的營養素，甚至導致腸道中好菌死亡、壞菌增生，破壞腸道正常的通透性，增加憂鬱的發生風險，加重經前症候群的困擾。由此可知，那些原以為心情不好吃了就會開心或療癒的甜食，長期下來，恐怕會間接導致我們更加不快樂，惡化月經報到前的不適症狀。

● **其他能改善經前症候群不適的營養素** [6]

營養素	功效	來源
維生素 B1	舒緩子宮肌肉收縮，降低月經來時的疼痛感。	糙米、麥片、豬肉與其製品。
維生素 B6	增加血清素合成。	小麥胚芽、豬肝、雞肉、開心果。
鈣質	促進血清素釋放。	乳製品如無糖優酪乳或優格、小魚乾。

進階「腸」識

● **具有舒緩經前症候群潛力的益生菌**

2021 年一篇隨機、雙盲安慰劑對照組研究發現，從健康受試者糞便分離出來的

Lactobacillus gasseri CP2305（CP2305），能舒緩經前症候群婦女憂鬱與焦慮的身心狀況。[5] 研究團隊推論，每日補充 CP2305，可改善腸道菌相，調整腸道健康；當好菌增加時，產生的短鏈脂肪酸也能間接調節卵巢顆粒細胞合成雌激素與黃體素，影響月經週期各階段荷爾蒙的波動起伏。在一項細胞實驗結果發現，丁酸這種短鏈脂肪酸，可增加卵巢顆粒細胞表面 GPR41 及 GPR43 的基因表現，啟動 cAMP 訊息傳遞路徑，影響雌二醇與黃體素的合成。[7] 雖然還需要有更多研究來探討相關機轉，但是學者推測，腸道菌的代謝產物如短鏈脂肪酸，可間接影響卵巢荷爾蒙的分泌。

參考資料

1. American College of Obstetricians and Gynecologists. Premenstual Syndrome (PMS). Retrieved July 5, 2021 from https://www.acog.org/womens-health/faqs/premenstrual-syndrome

2. Yonkers & Casper, 2021. Epidemiology and pathogenesis of premenstrual syndrome and premenstrual dysphoric disorder. Retrieved July 5, 2021 from UpToDate.

3. Koren, Omry, et al. "Host remodeling of the gut microbiome and metabolic changes during pregnancy." Cell 150.3 (2012): 470-480.

4. Roomruangwong, Chutima, et al. "The menstrual cycle may not be limited to the endometrium but also may impact gut permeability." Acta neuropsychiatrica 31.6 (2019): 294-304.

5. Nishida, Kensei, et al. "Daily intake of Lactobacillus gasseri CP2305 ameliorates psychological premenstrual symptoms in young women: A randomized, double-blinded, placebo-controlled study." Journal of Functional Foods 80 (2021): 104426.

6. Salhah Ali Ersheed et al. "The relationship between premenstrual syndrome, dietary, lifestyle behaviors and its correlation with body weight status among females: a general review." International Journal of Food Sciences and Nutrition 3 (2020): 022.

7. Lu, Naisheng, et al. "Butyric acid regulates progesterone and estradiol secretion via cAMP signaling pathway in porcine granulosa cells." The Journal of steroid biochemistry and molecular biology 172 (2017): 89-97.

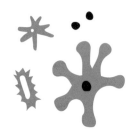

| 2.16 |
擺脫情緒性飲食、肥胖循環

　　下班後與三五好友相約吃一頓豐盛大餐，拋開所有的工作壓力，讓人覺得十分舒暢；沒有人邀約的時候，食物絕對是安撫孤單心靈的精神糧食，明明不餓，卻總是打開電視機，將一堆零食攤在面前，不知不覺就吃掉好幾包。這些透過吃療癒自我的場景，你是不是感到很熟悉？

　　對於忙碌的現代人來說，飲食不只是滿足生理需求而已，通常也是為了獎勵自己、釋放壓力或者享受人生。不論是面臨緊張、壓力、孤獨、無聊等負面情緒，或是與朋友歡聚的開心時光，將情緒反應投射在飲食行為上時，即可稱為「情緒性飲食」。情緒性飲食與體內神經傳導物質或荷爾蒙不平衡息息相關，當一個人長期處在壓力狀態時，皮質醇分泌會增加，胰島素因而隨之上升，而血清素則會下降，此時，我們就會想吃東西。也有研究發現，偏好選擇垃圾食物來發洩壓力與不滿時，雖然能短暫促進多巴胺的分泌，產生快樂滿足感，但也會使大腦中某些多巴胺受體表現下降，也就是我們的大腦被垃圾食物綁架，不易感受到食物帶來的愉悅，必須透過吃更多，才能達到滿足感。雖然，滿足口腹之慾可以換來短暫的小確幸，但長期以大吃大喝做為紓壓的管道，多餘熱量消耗不掉的後果就是體重直線上升，看到鏡中身材走樣的自己，心情又更惡劣，忍不住再用食物來安撫自己，這就是所謂肥胖的惡性循環。

導致情緒性飲食與肥胖循環的不良習慣

● 常處於挨餓狀態

許多人以為忍受飢餓就會變瘦，但常常事與願違，不但沒有瘦下來反而還更胖，而且越來越「油」，也就是體脂肪越來越高。這是因為當我們身體飢餓時，血糖是下降的，身體會分解肌肉，將釋放出來的胺基酸轉換成血糖，除了維持正常血糖之外也供應腦部運轉，如此一來，肌肉流失越來越多，等於我們能夠進行身體代謝的組織越來越少。我們可以用「燃燒脂肪的工廠」來比喻肌肉在脂肪代謝上所扮演的角色，當我們使用不當的方法節食，使得這些工廠一間間倒閉，此時，我們只要多吃一點東西，這些僅剩的工廠便無法負荷，無法燃燒的脂肪就只好到倉庫「脂肪細胞」裡堆積了。此外，當身體過度飢餓時，我們自然也會補償性地吃更多，前面忍住飢餓的努力，很快就被後面的怒吃一波摧毀，功虧一簣。

● 吃東西速度太快

大家絕對想不到，吃東西的速度也與我們的情緒和體重有關。狼吞虎嚥是一種致胖的飲食行為，因為吃太快，在大腦還沒接受到我們到底吃了什麼的訊號之前，就又吞下好幾口，因此容易攝取過多的熱量。一項有趣的研究發現，吃飯速度較快的人，臀部及大腿部位也堆積了較多的脂肪；此外，慢食的人因為血糖的變化較和緩，情緒波動也比較小。

「腸」被忽略的知識

腸道菌也能操控「瘦」不了的情緒性飲食

相信很多人一定都有這種經驗，即便吃飽了，擺盤精緻的手作甜點一端上桌，「第二個胃」立馬被喚起，食慾大開；貪吃後的罪惡感，又讓你隨即啟動嚴格的節食計畫，人生從此陷入暴食、節食的惡性循環。科學家認為，這時候除了控制想吃的衝動外，管理好自己肚子裡的細菌也是重要關鍵。2021 年一篇比利時研

究發現，相較於一般肥胖患者，暴飲暴食的肥胖病患，腸道菌相組成確實有明顯的改變，而且這個變化與患者常以過量的飲食回應內心情緒，或抵擋不了外界誘惑而過量進食的行為有關。[1] 另一篇使用核磁共振（magnetic resonance imaging, MRI）分析肥胖婦女大腦訊號的研究更指出，當腸道菌失衡時，會促使某些胺基酸代謝產物減少，使得大腦不易感受到飽足感，進而連動大腦對食物產生成癮效應，使受試者一直想要吃東西。[2] 以上的研究結果都指向腸道菌可能是遠端操控我們越吃越多的幕後藏鏡人。

告別情緒性飲食與肥胖的整「腸」物質

● 膳食纖維

　　膳食纖維是無法被人體消化酵素分解的物質，不僅可以大大提升飽足感、幫助血糖穩定，更是腸道好菌的營養來源，也是維持腸道生態健康與多樣性的要角。研究發現，當膳食纖維攝取不足時，可能會造成腸道內的細菌啃食我們的腸道黏膜，導致腸壁變薄，增加病原菌感染機會，引發腸道發炎。[3] 當身體處於發炎狀態時，可能會破壞大腦正常接收飢餓或飽足感的訊號[4]，進而使得我們無形中越吃越多，越吃越胖。

● 色胺酸與其代謝產物

　　色胺酸為一種必須從食物中獲得的胺基酸，主要存在於蛋白質食物中，是腦中血清素合成的重要原料。當腦中血清素濃度過低時，我們也比較容易產生負面情緒。許多研究認為，腸道菌可代謝色胺酸，所生成的代謝產物可以維持腸道黏膜屏障的完整性、降低發炎反應，影響食慾調控的荷爾蒙濃度。因此，吃夠足量的蛋白質食物會使我們較容易有飽足感，達到體重控制的效果。[4]

● 其他擺脫情緒性飲食、肥胖循環的營養素建議

營養素	功效	來源
複合型碳水化合物	提供長期且穩定的能量，不易造成血糖波動，能讓情緒保持和緩，同時可以延長飽足感。	糙米、地瓜、麥片、小麥胚芽等全穀雜糧類。
苯丙胺酸	合成多巴胺的原料，使我們得到愉悅感，不需要靠狂吃來填補心裡的空虛。	小麥胚芽、雞蛋、起司、小魚乾、堅果種子類食材。
菸鹼素	協助多巴胺合成的重要營養素之一。	鮪魚、豬肝、雞胸肉、金針菇、堅果種子類食材。
葉酸	協助多巴胺合成的重要營養素之一。	四季豆、菠菜、昆布、黃豆芽等。

進階「腸」識

● 情緒性飲食與腸道菌

　　情緒性飲食有許多種表現形式，有些人會過於依賴食物帶來的情感安慰，有些則是因為不開心的情緒而在短時間內暴飲暴食。越來越多研究認為，情緒性飲食的發生，可能也與腸內菌群息息相關，有興趣的讀者可搜尋 2020 年刊載於自然系列期刊《Nature Reviews Gastroenterology and Hepatology》的回顧性文獻。[4] 目前學界認為，經常攝取高脂、低纖等較不健康的食物，不僅提升肥胖風險，還可能會破壞腸道菌組成形態，減少短鏈脂肪酸的合成。當短鏈脂肪酸不足時，會降低抑制食慾的荷爾蒙 glucagon-like peptide-1（GLP-1）、peptide YY，卻增加促進食慾的荷爾蒙飢餓素（ghrelin），讓我們想吃更多東西。而動物實驗中更發現，當短鏈脂肪酸生成受到影響時，會造成實驗動物血中的胰島素過高產生飢餓感，進而

發生過度進食的行為模式。[5]

● **腸道菌與色胺酸**

　　2018 年發表在《自然通訊》（*Nature Communications*）的系統性文獻回顧，完整說明腸道菌如何代謝飲食中的色胺酸，以及相關代謝產物（如吲哚及其衍生物）對於人體健康的影響。[6] 色胺酸為快樂荷爾蒙血清素合成的重要原料，目前認為腸道菌不僅可以刺激腸道細胞合成與釋放血清素，還可能參與色胺酸的合成或代謝，影響進入腦中的色胺酸含量，進而調節腦中血清素的合成[7]；此外，這些色胺酸代謝產物，如吲哚及其衍生物，還能維持腸道黏膜的完整性、刺激腸道細胞分泌 GLP-1 而延緩胃部排空，讓我們產生飽足感。這些研究結果再次說明，腸道菌也許能透過腸－腦軸影響我們的情緒與飲食行為。以下僅列出可生成吲哚的菌種，提供讀者參考。[6]

可代謝色胺酸形成吲哚的腸道菌整理	
Bacteroides thetaiotaomicron	*Clostridium ghoni*
Bacteroides ovatus	*Clostridium sordellii*
Clostridium limosum	*Desulfovibrio vulgaris*
Clostridium bifermentans	*Enterococcus faecalis*
Clostridium malenomenatum	*Escherichia coli*
Clostridium lentoputrescens	*Fusobacterium nucleatum*
Clostridium tetani	*Haemophilus influenza*
Clostridium tetanomorphum	*Peptostreptococcus asscharolyticus*

● **食慾與腸道菌**

　　研究發現，當 *Megamonas* 腸道菌增加，*Akkermansia*、*Eubacterium*、*Bacteroides* 腸道菌減少時，會降低色胺酸代謝產物吲哚丙酸（indole propionate）的含量，讓肥胖者有一直想吃東西的感受。[2]

參考資料

1. Leyrolle, Quentin, et al. "Specific gut microbial, biological, and psychiatric profiling related to binge eating disorders: A cross-sectional study in obese patients." Clinical Nutrition 40.4 (2021): 2035-2044.

2. Dong, Tien S., et al. "A Distinct Brain-Gut-Microbiome Profile Exists for Females with Obesity and Food Addiction." Obesity 28.8 (2020): 1477-1486.

3. Tailford, Louise E., et al. "Mucin glycan foraging in the human gut microbiome." Frontiers in genetics 6 (2015): 81.

4. Gupta, Arpana, Vadim Osadchiy, and Emeran A. Mayer. "Brain–gut–microbiome interactions in obesity and food addiction." Nature Reviews Gastroenterology & Hepatology 17.11 (2020): 655-672.

5. Jiao, Na, et al. "Gut microbiome may contribute to insulin resistance and systemic inflammation in obese rodents: a meta-analysis." Physiological Genomics 50.4 (2018): 244-254.

6. Roager, Henrik M., and Tine R. Licht. "Microbial tryptophan catabolites in health and disease." Nature communications 9.1 (2018): 1-10.

7. Gao, Kan, et al. "Tryptophan metabolism: a link between the gut microbiota and brain." Advances in Nutrition 11.3 (2020): 709-723.

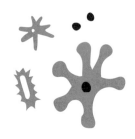

| 2.17 |
「腸」憂鬱，
原來壞飲食也是凶手！

憂鬱像是流沙，陷入之後你比任何人都想逃離現場，卻只會越陷越深；憂鬱像是黑洞，連僅存的一點點光，你都沒有機會擁有；我不要對你說加油，因為我知道你的小宇宙早就加滿油，甚至滿到快要爆炸了……。所以我想說：「不要怕，我陪你！」讓我們一起了解如何透過飲食改善及預防憂鬱，一起度過難關。

「腸」被忽略的知識

腸發炎會導致腦憂鬱[1]

腸道菌所在的腸道與我們的腦部距離那麼遠，究竟如何影響腦部所控制的情緒呢？其實，腸道菌群不僅會影響大腦分泌快樂荷爾蒙血清素及其組成物質色胺酸的濃度，更會影響大腦認知能力與壓力的調節反應，因此腸道菌對精神相關疾病，特別是憂鬱症具有重要的影響力。

學者們發現憂鬱症患者常伴有腸道菌相失衡的問題，這些患者腸道中壞菌數量增加，並累積了由壞菌分泌的大量毒素，導致腸道通透性增加，這就像是腸道細胞之間出現了大破洞，讓毒素可以輕易透過破洞進入血液循環中，使全身器官發炎。這樣的發炎現象，被認為是造成憂鬱症的病因之一。

研究發現，不良的飲食習慣是引起上述腸道通透性增加、體內發炎等現象最危險的因素。當我們吃了大量的油脂、精緻糖和紅肉（牛、豬、羊等）時，容易導致腸道中的好菌死亡、壞菌增生，加劇腸道通透性與發炎的問題，進而提高憂鬱症的風險。由此可知，那些我們以為吃了會很開心或療癒的油炸食物、韓式烤五

花肉、甜點美食與手搖杯，其實反而會讓我們和憂鬱越來越近。

　　看到這裡你千萬不要太難過！既然腸道菌失衡引起的發炎問題是造成憂鬱症的重要關鍵因子，那麼我們只要反過來使用抗發炎飲食，就可以透過影響腸道菌、對抗體內發炎以降低憂鬱症的風險。接下來我們就要與你分享，當你真的好想吃油炸食物、甜點美食與喝手搖杯的時候，可以同時搭配哪些整腸物質來阻擋憂鬱，維持好心情！

預防憂鬱的關鍵整「腸」物質

● 益生菌 [2]

　　想要養好腸道菌相以降低憂鬱症風險，最關鍵的一步當然就是增加腸道好菌。建議大家平時從無糖優酪乳、優格、泡菜、納豆等食物或市售補充品獲得益生菌，讓腸道住滿好菌，壞菌便沒機會生存，自然不會產生促發炎的毒素，就能「腸」開心、不憂鬱！下回吃韓式烤五花肉時，記得同時搭配韓式泡菜，既可解油膩又可補充益生菌與膳食纖維。

● 膳食纖維 [2]

　　益生菌是腸道的好房客，所以身為「飯店」的我們，當然要提供最好的食物招待好菌，讓它們願意在我們的體內 long stay，而益生菌最愛的食物就是膳食纖維。人體無法利用膳食纖維做為能量來源，但是細菌可以！膳食纖維是許多腸道好菌的食物，所以攝取足夠的膳食纖維，有助於促使好菌願意長期定居腸道，進而降低發生腸道菌相混亂、憂鬱的風險。有趣的是，好菌利用膳食纖維做為食物的同時，其實也在幫助人體維持健康。腸道菌利用膳食纖維產生自身所需能量時，也會產生短鏈脂肪酸，這些短鏈脂肪酸可以提供人體腸道細胞運作所需的能量。換句話說，我們與腸道好菌是相互支持彼此健康的好夥伴，所以建議大家平日一定要攝取足夠的蔬果，以未精製的穀類（全麥麵粉、糙米、紫米等）取代精製穀類（白

米、白麵粉等），才能留住我們腸道中的「好房客」喔！

● Omega-3 脂肪酸 [3]

大家都知道 omega-3 脂肪酸有助於促進大腦的健康並減緩大腦老化，是非常重要的大腦營養素，但鮮為人知的是，omega-3 脂肪酸其實也是腸道中好房客益生菌的最愛。研究發現，鮭魚、秋刀魚與鯖魚或核桃等食材所提供的 omega-3 脂肪酸，可以穩定腸道菌相的平衡、減少腸道中細菌所分泌的毒素，以及增加腸道好菌雙歧桿菌屬的數量，具有預防憂鬱症的潛力。

● 色胺酸 [2]

想要快樂，就要促進大腦分泌快樂荷爾蒙血清素。血清素是身體以色胺酸做為原料所製造的神經傳導物質，由於腦部對於色胺酸的儲存能力有限，因此持續供應腦部需要的色胺酸十分重要。除了可以從飲食的乳品、大豆、未精製穀類獲得色胺酸之外，還可以依賴住在我們肚子裡的腸道菌合成的色胺酸，其中部分雙歧桿菌屬細菌，就具有合成色胺酸的能力。

● 其他與憂鬱有關的營養素

營養素	功效／作用	來源
兒茶素	研究發現，存在於綠茶中的兒茶素透過抗氧化功效，使綠茶於人體中具有抗憂鬱的作用。	綠茶。
精緻糖	精緻糖會造成人體的血糖快速波動，研究發現我們的心情，是隨著吃完東西後血糖快速升降而變化，所以若能避免大量攝取會促進血糖快速波動的食材，將有助於心情穩定。	各式甜品、點心、含糖飲料。

進階「腸」識

● 發炎現象與憂鬱症 [2,4]

　　研究顯示，嚴重的憂鬱症與促發炎細胞激素（cytokine）如 interleukin-1（IL-1）、IL-6、IL-8 和 TNF-α 的顯著增加相關。這些細胞激素雖然不會直接通過腦部的血腦屏障，但是仍然具有影響血腦屏障訊號傳遞的功能。平時，促發炎細胞激素會活化人體用來應付外在緊急狀況的「下視丘－腦下垂體－腎上腺軸」（hypothalamic-pituitary-adrenal, HPA）。然而，過量的促發炎細胞激素所引起的發炎現象，會持續激發下視丘－腦下垂體－腎上腺軸，造成憂鬱症患者身體對壓力過度反應，而改變大腦對於由腎上腺所分泌的壓力荷爾蒙皮質醇的分泌，使得憂鬱、恐懼和憤怒等負面情緒浮現，導致症狀加劇。

● 憂鬱症患者的腸道菌表現

　　腸道中 *Faecalibacterium* 減少，而 *Enterobacteriaceae* 和 *Alistipes* 增加。[2]

● 與預防憂鬱症有關的膳食纖維 [2]

　　針對健康族群的研究，學者發現補充半乳寡醣可以促進雙歧桿菌屬細菌的生長，顯著降低與憂鬱有關的皮質醇反應。

● 有助預防產後憂鬱症的益生菌 [2]

　　學者利用問卷評估女性產後憂鬱和焦慮的狀況，結果發現使用 *Lactobacillus rhamnosus* HN001 的女性，其憂鬱和焦慮的評估分數較低。

● 與色胺酸有關的益生菌 [2,5]

　　Bifidobacterium longum 35624 具有合成色胺酸的能力，可增加血液中色胺酸的濃度。血液中的色胺酸和血清素不同，可以直接穿過血腦屏障，進入大腦做為合成血清素的前驅物。這樣的機轉也許有助於改善或預防因腦內血清素不足而發生的憂鬱症。

● 腸道菌與神經傳導物質 [2,5]

人體的血清素有 95% 在腸道合成，這些源自腸道的血清素雖可穿過腸道的黏膜層，但卻無法穿越血腦屏障，因此極不可能直接影響大腦的化學反應，不過或許可以透過局部作用於腸神經系統而影響腦功能。

下方這些源自腸道菌的 GABA、乙醯膽鹼、正腎上腺素與多巴胺等神經傳導物質，同樣因為血腦屏障的限制無法直接作用於腦部，但是藉由調控腸神經系統，具有影響腦功能的潛力。

腸道菌	可產生的神經傳導物質
乳酸桿菌屬和雙歧桿菌屬	γ-aminobutyric acid (GABA)
乳酸桿菌屬	乙醯膽鹼
Escheridia、*Bacillus* 和 *Saccharomyces*	正腎上腺素
Candida、*Streptococcus*、*Escheridia* 和 *Enterococcus*	血清素
Bacillu	多巴胺

● 腸道菌影響腦內血清素的可能機轉 [6]

從上述資料可以了解血清素主要在腸道合成，但是在腸道合成的血清素對於神經系統的作用，可能僅止於腸道神經系統，因為血腦屏障的限制，腸道合成的血清素無法直接作用於腦部神經系統。那腸道菌究竟如何影響腦內的血清素濃度？

學者於動物實驗中使用抗生素來改變動物大腸微生物的狀態，結果顯示抗生素所造成的腸道菌相改變，會影響腸道中的色胺酸濃度、血液與大腦中的色胺酸濃度，以及大腦內的血清素濃度。由此可知，腸道菌相的確有可能是透過影響腸道與血液中色胺酸的代謝，來影響腦部的色胺酸濃度，進而具有影響大腦分泌血清素的作用。

參考資料

1. Dash, Sarah, et al. "The gut microbiome and diet in psychiatry: focus on depression." Current opinion in psychiatry 28.1 (2015): 1-6.

2. Dinan, Timothy G., et al. "Feeding melancholic microbes: MyNewGut recommendations on diet and mood." Clinical Nutrition 38.5 (2019): 1995-2001.

3. Costantini, Lara, et al. "Impact of omega-3 fatty acids on the gut microbiota." International journal of molecular sciences 18.12 (2017): 2645.

4. Varghese, Femina P., and E. Sherwood Brown. "The hypothalamic-pituitary-adrenal axis in major depressive disorder: a brief primer for primary care physicians." Primary care companion to the Journal of clinical psychiatry 3.4 (2001): 151.

5. El-Merahbi, Rabih, et al. "The roles of peripheral serotonin in metabolic homeostasis." FEBS letters 589.15 (2015): 1728-1734.

6. Gao, Kan, et al. "Antibiotics-induced modulation of large intestinal microbiota altered aromatic amino acid profile and expression of neurotransmitters in the hypothalamus of piglets." Journal of neurochemistry 146.3 (2018): 219-234.

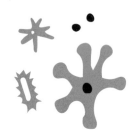

| 2.18 |
遠離「腹愁者聯盟」，
腸道健康讓你通體舒暢

50 歲的張先生，長期飽受腸胃不適之苦。緊湊的工作步調，讓他吃飯時根本沒「美國時間」細嚼慢嚥，飯後腹脹、消化不良等現象可說是家常便飯；龐大的工作壓力也讓他常處於身心緊繃狀態，有時突然腹痛、拉肚子，有時苦蹲廁所半小時，還是覺得大不乾淨；以為吃吃腸胃藥控制一下就沒事，長期下來仍不見症狀好轉。最近一次的員工健檢更發現糞便潛血，被建議進一步做大腸鏡檢查。

現代人生活步調快，長時間飲食失衡與工作壓力，腸胃問題自然接踵而至。國內一份調查就發現，多數國人為「腹愁者聯盟」成員：20 世代的年輕人，功能性消化不良問題最為明顯；30 世代的肝苦上班族容易便祕；事業有成的 40 世代容易胃潰瘍；50 歲以上的熟齡世代，大腸瘜肉等問題最為常見。[1] 腸胃出狀況的原因非常多元且複雜，雖然飲食可以調整、改善部分狀況，但還是建議大家去看專科醫師，找出問題才能對症下藥，避免延誤治療。我們先來了解上述腸胃問題可能的發生原因：

● 功能性消化不良

許多人一定都有過消化不良的經驗，通常是在用餐後感覺到腹脹、腹部疼痛或灼熱感。導致功能性消化不良的因素多且複雜，不過多數人並不是消化器官真的產生實質病變，而是因為飲食、壓力或生活習慣而引起。近年來的研究更認為，功能性消化不良的發生，可能與腸道神經過度敏感、腸內菌相生態失衡、腸胃蠕動功能異常、免疫反應及中樞神經系統有關。[2]

● **便祕**

便祕就像是曖昧中的感情，不確定便便何時會來，也不知道它會停留多久，讓人不勝其擾。目前普遍認為，缺乏膳食纖維的飲食型態、水分攝取不足、靜態生活習慣、常常忽視便意、濫用瀉劑等，都是便祕問題發生的重要原因。

● **胃潰瘍**

胃潰瘍為一種消化性潰瘍疾病，因為消化道黏膜的防禦與修復機制受到破壞所引起。一般來說，患者通常在飯後感到明顯的腹部疼痛。而日常生活常感到壓力大、過度使用止痛藥，甚至感染胃幽門桿菌，都有可能會造成胃潰瘍。

● **大腸瘜肉**

正常的腸道黏膜細胞長時間暴露在致癌環境下，容易發生異常增生，當增生的細胞不斷累積而逐漸形成瘜肉，就有機會發展成大腸癌。

「腸」被忽略的知識

想要腸保安康，腸道好菌是關鍵

醫學之父希波克拉底曾說過「所有疾病都始於腸道」，清楚說明了腸道健康對人體的影響。腸道內的微生物數量與種類龐雜，因此可發起不同的「軍事訓練」，促進免疫系統發揮正常功能，確保腸道中免疫細胞的數量與多元性。腸道也是身體免疫大軍的主要紮營區，約有 70% 的免疫細胞聚集在此，再加上腸道黏膜上的淋巴組織為人體拉起健康的防護網，有效防止壞菌或病毒侵入腸道；而某些腸道微生物還可產生抑菌和／或殺菌物質，阻斷壞菌附著於腸壁上，或是形成較不利壞菌生存的偏酸環境。[3] 因此，當腸道菌結構失去平衡時，勢必對健康產生諸多負面影響，對於腸道本身的衝擊就更不用說，腸道發炎、潰瘍、瘜肉與腫瘤生成等，都與腸道生態平衡密切相關。[4]

對腸道健康有益的整「腸」物質

● 益生菌[5]

許多研究都發現，益生菌有助於預防及治療腸胃道疾病，不論是急性感染性腹瀉、抗生素治療後造成的腹瀉、潰瘍性結腸炎、腸躁症、功能性腸胃道疾病、便祕等都有顯著的效果。益生菌為促成腸道生態健康的主要因素之一，目前科學家普遍認為，益生菌可以直接抑制壞菌生長，減少健康的腸道細胞與有害物質接觸；降低誘發發炎反應的物質產生，強化免疫功能；產生短鏈脂肪酸，維持腸道細胞完整性與通透性。

● 益生質[4]

大部分的蔬菜水果都是維持腸道健康的良好益生質，也就是可以讓腸道好菌生長的物質。研究發現，益生質可以增加腸道好菌乳酸桿菌屬與雙歧桿菌屬的數量，不僅改變腸道菌叢的生態平衡，也能為腸道「補漏」，讓腸道細胞與細胞之間保持完整，避免有害物質乘隙而入，對健康造成影響。

● 其他與維持腸道健康有關的營養素[6]

營養素	功效	來源
維生素 A	減少自由基對腸道的傷害、降低腸道發炎狀態。	動物肝臟、鮭魚、胡蘿蔔、菠菜等。
維生素 D	維護與調節腸道免疫功能。	蛋黃、鮭魚、香菇、黑木耳等。
鋅	參與免疫細胞發育、維持腸道細胞完整。	牡蠣、肉類、南瓜子等堅果類食物。
Omega-3 脂肪酸	抗發炎、維持腸道菌相平衡、減少腸道中的有害物質。	鮭魚、秋刀魚與鯖魚。

進階「腸」識

● 與腸胃道疾病相關的腸道菌

　　越來越多研究認為，腸道疾病的發生與腸內菌群相關。不過，受限於研究對象、樣本（糞便檢體、組織切片等）與分析方式的不同，腸道問題與腸內各別菌種的關係尚無一致的定論，有興趣的讀者可搜尋 2020 年探討腸道微生物與腸胃道疾病的回顧性文獻。以下羅列部分結果[4]：

腸胃道疾病種類	相關的腸道菌種類		可能致病機轉
	數量增加	數量減少	
大腸癌	*Atopobium* *Bilophila* *Enterococcus* *Escherichia* *Fusobacterium* *Fusobacterium* 　*nucleatum* *Peptostreptococcus* *Porphyromonas* *Shigella*	*Biffidobacterium* *Roseburia* *Ruminococcus*	●腸道菌失衡引起發炎反應，短鏈脂肪酸合成量減少。 ●部分腸道菌與異常瘜肉增生有關，如 *Fusobacterium*。
克隆氏症	*Escherichia coli* *Lactobacillus*	*Clostridium coccoides* *Clostridium leptum* *Faecalibacterium* 　*prausnitzii*	腸道菌失衡使發炎問題更加惡化。
潰瘍性結腸炎	*Bacteroides fragilis* *Bacteroides vulgatus* *Bifidobacterium*	*Clostridium cluster* *XIVa*	腸道菌失衡使發炎問題更加惡化。

腸胃道疾病種類	相關的腸道菌種類		可能致病機轉
	數量增加	數量減少	
潰瘍性結腸炎	*Escherichia coli* *Lactobacillus*		腸道菌失衡使發炎問題更加惡化。
腸躁症	*Clostridium* *Dorea* *Escherichia coli* *Escherichia/Shigella* *Klebsiella pneumoniae* *Paraprevotella* *Prevotella* *Roseburia* *Ruminococcus*	*Acinetobacter* *Bifidobacterium* *Blautia* *Citrobacter* *Coprococcus* *Faecalibacterium* *Lachnospiracea* 　*incertae sedis* *Lactococcus* *Leuconostoc*	●腸道菌多樣性降低，增加發炎問題。 ●體內正常的免疫調節受到破壞。

參考資料

1. 台灣乳酸菌協會（2017）。國人腸胃驚世代──20 至 50 歲世代腸胃健康調查。

2. Tziatzios, Georgios, et al. "Gut microbiota dysbiosis in functional dyspepsia." Microorganisms 8.5 (2020): 691.

3. Nagao-Kitamoto, Hiroko, et al. "Pathogenic role of the gut microbiota in gastrointestinal diseases." Intestinal research 14.2 (2016): 127-138

4. Ortigão, Raquel, et al. "Gastrointestinal Microbiome–What We Need to Know in Clinical Practice." GE-Portuguese Journal of Gastroenterology 27.5 (2020): 336-351.

5. Wilkins, Thad, and Jacqueline Sequoia. "Probiotics for gastrointestinal conditions: a summary of the evidence." American family physician 96.3 (2017): 170-178.

6. Corsello, Antonio, et al. "Diet and nutrients in gastrointestinal chronic diseases." Nutrients 12.9 (2020): 2693.

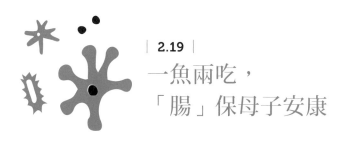

2.19

一魚兩吃，
「腸」保母子安康

餐桌上只要出現魚料理，大人總會再三敦促孩童：「多吃魚會變聰明喔！考試、學習一級棒！」魚類營養豐富又能促進學習力的觀念早已深植人心。其實這並非無稽之談，研究也證實，孕婦多吃魚的確可以促進胎兒腦部發育，因此常聽到醫師與營養師鼓勵孕媽咪攝取足夠的魚類。除了普遍已知的益處外，我們還要再追加孕媽咪一定要吃魚的理由：吃魚會直接影響寶寶出生後糞便中的細菌組成！此外，媽咪吃魚還能降低新生兒未來肥胖及腸道疾病的風險，可謂一魚兩吃，「腸」保母子安康！

「腸」被忽略的知識

孕媽咪飲食對寶寶腸道菌的影響

嬰兒腸道的細菌是從哪裡來的呢？很早以前，學者普遍認為是透過分娩過程和母乳餵養，使得媽媽身上的細菌在寶寶的腸道中生活下來。但是越來越多的研究確認，胎兒早在子宮內就已經開始累積腸道菌，因為發現媽媽的子宮內膜、胎盤及羊水中都有微生物的存在，所以，當胎兒在母親的子宮內吞嚥羊水時，就分享了媽媽體內的微生物。科學家也發現，媽媽孕期的飲食習慣，可能會影響嬰兒腸道菌群的表現。[1] 懷孕期間選擇高油飲食的孕媽咪，寶寶腸道中的細菌組成明顯與其他寶寶不同，而且腸道菌相改變可能會對寶寶的健康帶來負面影響。[2] 也就是說，當寶寶還在媽媽的肚子裡時，媽媽的飲食習慣就已經開始影響寶寶的腸道菌，對未來的健康影響超乎想像。

由於孕媽咪飲食與寶寶腸道菌之間的關係，是相當新穎的醫學課題，所以目前探討孕媽咪吃哪些特定食材，才能促進寶寶腸道菌穩定發展的研究仍然偏少。不過，有一份針對美國孕媽咪與寶寶的研究結果顯示，孕媽咪於懷孕期間吃魚，會影響寶寶的腸道菌叢生態，可能有助於促進寶寶的健康。該研究中，科學家蒐集了 114 位孕媽咪的飲食資料，並分析寶寶糞便中的微生物組成，將其依照最主要的細菌進行分類，結果發現，孕媽咪於懷孕第三期（孕期第七個月起）時，若每週攝取至少兩份（每份 4 盎司）魚類，寶寶糞便中的腸道菌將以雙歧桿菌屬為主。[3]也就是孕媽咪吃魚的習慣，有助於促進雙歧桿菌屬為主導的細菌群，在寶寶的腸道中存活下來。

糞便中以雙歧桿菌屬為主導的菌群，對寶寶有什麼好處呢？科學家發現，雙歧桿菌屬對保護腸道健康有至關重要的作用：腸道菌中雙歧桿菌屬數量較低的人，較容易出現腸道發炎或相關的腸道疾病。此外，雙歧桿菌屬細菌也被當做益生菌使用，以預防或改善早產兒發生腸道損傷或兒童腹瀉症狀。[3]除了促進腸道健康之外，研究還發現，嬰兒時期腸道菌中的雙歧桿菌屬數量越多，日後肥胖的風險較低；換句話說，雙歧桿菌屬可以做為保護劑，預防嬰兒體重過度增加，以保護嬰兒的未來健康。[4]上述研究結果，都明確指出雙歧桿菌屬細菌對寶寶健康的重要性，所以孕媽咪懷孕期間吃魚，如同送給寶寶一份影響未來的「腸道菌」大禮。

影響寶寶健康的整「腸」物質

● Omega-3 脂肪酸

魚類為什麼可以提升腸道中雙歧桿菌屬細菌的數量？是哪些成分影響的呢？學者普遍認為，魚類對腸道菌的健康影響主要來自 omega-3 脂肪酸。雖然目前還未有完整的 omega-3 脂肪酸改變孕婦與寶寶的腸道菌群研究，但是動物研究表明，懷孕期間攝取 omega-3 脂肪酸，透過改善懷孕動物的腸道菌群、保護腸道組織完

整度、降低壞菌產生的毒素，有助於提升動物的免疫力。除此之外，還有更深遠的影響：懷孕的媽媽在孕期多攝取 omega-3 脂肪酸，可以預防孩子長大後的焦慮與抑鬱行為，以及降低認知和社交能力受損的風險。[1]因此，想要寶寶健康的孕媽咪，一定要留心自己是否攝取足夠的魚類與 omega-3 脂肪酸。

多種魚輪流吃，營養又安心！

營養師在營養講座中經常被問到：「我想吃魚，但是我擔心有重金屬，該怎麼辦呢？」根據食品藥物管理署公布的魚類攝取指南，建議孕婦及育齡婦女盡量避免攝取鯊魚、旗魚、鮪魚及油魚等重金屬汙染風險較高的魚類；美國食品藥物管理局則建議民眾選用鮭魚、鯖魚與秋刀魚等海鮮，它們的 omega-3 脂肪酸含量高而重金屬甲基汞含量低，可以安心食用。[5]此外，基於魚類營養價值高，對於胎兒與幼童發育有極大幫助，因此建議孕婦及育齡婦女每週至少攝取約 245 ～ 315 公克的各種魚類。根據衛福部的「視算」建議，35 公克魚類分量，約為成年人三隻手指併攏之長寬與厚度，所以，建議孕媽咪一週可以攝取 7 ～ 9 個「三指幅」的各種魚類。把握不同魚類輪流攝取的原則，孕媽咪不僅可以獲得多元營養，還可以保護寶寶免於來自同一種魚類的不良物質的傷害。

進階「腸」識

● 孕婦體重影響母嬰健康

除了吃魚之外，亦有研究發現，雙歧桿菌屬可能有助於預防懷孕婦女體重過度增加，且將有助於嬰兒獲得更多的雙歧桿菌屬細菌，擁有更大的健康保護力。懷孕期間體重正常增加的孕婦，其腸道菌中雙歧桿菌屬含量也比較高。[4]由此推測，控制孕期的體重於理想範圍中、避免體重過量增加，可以同時顧到媽媽與寶寶的雙歧桿菌屬數量發揮了保護健康的效果。

參考資料

1. Costantini, Lara, et al. "Impact of omega-3 fatty acids on the gut microbiota." International journal of molecular sciences 18.12 (2017): 2645.

2. Alsharairi, Naser A. "The Infant Gut Microbiota and Risk of Asthma: The Effect of Maternal Nutrition during Pregnancy and Lactation." Microorganisms 8.8 (2020): 1119.

3. Simione, Meg, et al. "Maternal Fish Consumption in Pregnancy Is Associated with a Bifidobacterium-Dominant Microbiome Profile in Infants." Current developments in nutrition 4.1 (2020): nzz133

4. García-Mantrana, Izaskun, et al. "Perinatal nutrition: How to take care of the gut microbiota?." Clinical Nutrition Experimental 6 (2016): 3-16.

5. U.S. Food and Drug Administration. Technical Information on Development of FDA/EPA Advice about Eating Fish for Those Who Might Become or Are Pregnant or Breastfeeding and Children Ages 1-11 Years. Retrieved July 5, 2021 from https://www.fda.gov/food/metals-and-your-food/technical-information-development-fdaepa-advice-about-eating-fish-women-who-are-or-might-become#table

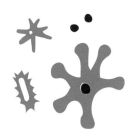

2.20
對抗初老，找回好記性

照鏡子發現自己的皺紋越來越多，想戴老花眼鏡拔白頭髮，卻忘記眼鏡放在哪裡？應該要記得的事情，下一秒總是「金魚腦」：想不起來鑰匙放在哪裡；剛剛究竟有沒有鎖門；記不住兒女多次示範操作手機與平板的視訊通話設定；忘記今天與髮型師有預約，卻仍記得美容院老闆娘借錢未還的陳年事，而且見人就是不斷地「想當年」……以上這些忘東忘西、學習反應變慢等初老「症頭」，你中了幾項？

老化是一種隨著時間進展，身體的器官或生理功能產生改變的正常過程。沒有人想變老，但身體卻騙不了人，有些人大約 40 歲就開始出現記憶力退化的狀況，但也有些人到 7、80 歲，腦袋瓜還非常清楚。基因雖然會影響我們的短長期記憶，但越來越多研究認為，日常生活習慣與飲食型態對記憶力有關鍵性影響。當飲食不正確時，會影響乙醯膽鹼、一氧化氮等神經傳導物質的生成與合成。一般相信，一氧化氮與記憶、學習有關；而乙醯膽鹼和思考的敏捷度、記憶力的好壞很有關係。此外，不當飲食也會加速腦細胞老化，因此千萬不要小看我們從年輕起吃下的東西，日積月累都會影響腦細胞的老化速度。

「腸」被忽略的知識

腸道菌也和記憶力有關[1]

雖然，目前有關腸道菌與記憶力相關的動物臨床研究並不多，但這類相關研究大多立基於腸－腦軸的理論進行科學探索。所謂的腸－腦軸，指的是我們的大腦

與腸道之間就像有條光纖電路，讓大腦與腸道兩個彼此獨立運作的器官能夠進行連線與交流。科學家培養出一種無菌老鼠進行動物實驗發現，相較於正常老鼠，這種腸道特別乾淨的實驗老鼠，大腦神經細胞間的連結也會失去功用，造成行為模式發生改變；也有許多研究證實，使用抗生素殺死實驗動物腸道菌後，大腦掌管記憶的海馬迴也會受到影響，進而衍生出許多認知功能障礙的相關問題。目前認為，當腸道菌相發生失衡的狀況（如豐富度以及多樣性的改變），會減少短鏈脂肪酸的合成，增加體內的發炎反應，讓免疫調節失去平衡，更會影響中樞神經與自主神經系統，造成大腦功能（如記憶力）的正常表現受到破壞。

對抗初老找回好記性的整「腸」物質

● 益生菌

　　益生菌可以維持腸道健康雖然是老生常談，但卻很少人知道它可預防記憶力衰退。在一項日本病歷對照的研究中指出，相較於沒有失智的高齡者，失智症患者腸道中的益生菌菌群顯著較少[2]；另一項為期四週的介入實驗更發現，健康女性每日攝取兩份（共 125 克）益生菌發酵乳製品，大腦功能性核磁共振（functional magnetic resonance imaging, fMRI）的影像，明顯發現神經細胞間的信號傳遞發生變化，反映出補充益生菌發酵產品，確實可讓大腦存在一定規模的神經連動。[3] 益生菌之所以具有健腦的功效，可能歸因於益生菌能夠協助部分神經傳遞物質，或上述介紹的特殊短鏈脂肪酸合成，遠距離「訓練」我們的大腦保持年輕狀態 。

● Omega-3 脂肪酸

　　大家都知道 omega-3 脂肪酸是構成腦部細胞膜的重要成分，同時具有抗發炎的效果，所以是非常重要的大腦營養素，但大家或許不知道，omega-3 脂肪酸也是腸道益生菌喜愛的食物。研究發現，攝取鮭魚、秋刀魚與鯖魚等富含 omega-3 脂肪酸的食物，能夠穩定腸道的菌相平衡、減少腸道中細菌所分泌的毒素，並能增

加腸道中雙歧桿菌屬這類好菌的數目。或許，omega-3 脂肪酸將會是找回明日記憶的關鍵要素。

● **其他與維持好腦力有關的營養素**

營養素	功效／作用	來源
卵磷脂	構成腦部細胞膜的重要成分，可代謝成乙醯膽鹼。	蛋黃、黃豆、動物肝臟或牛奶等。
精胺酸	合成一氧化氮與乙醯膽鹼。	蛋白質食物，如黃豆、魚類、肉類或小麥胚芽等。

「腸」導致腦袋初老的飲食行為大盤點

● **高脂飲食**

　　油炸食物酥脆的口感實在令人難以抗拒，偶爾吃無妨，但常吃，就會吃進過多的油脂，在體內默默累積發炎反應。已有許多研究認為，老化與體內長時間發炎息息相關，當發炎症狀發生在腦部時，大腦退化的速度就會加快。在餵食小鼠高脂飲食的實驗中發現，長時間攝取高脂飲食所導致的慢性發炎，會造成實驗動物腸道中的好菌減少、壞菌增加，間接影響大腦對於所處環境的記憶功能。[4] 因此，為了對抗腦部退化，請盡可能減少油炸食物的選擇與攝取。

● **過多的精緻糖**

　　精緻糖通常是指吃起來具有甜味的葡萄糖、果糖等單醣，或是蔗糖這種雙醣，他們都是碳水化合物的一種，可做為飲食中的甜味來源。當攝取太多加工精製的精緻糖時，對身體更是極大的負擔。有甜味的糖，非常容易被身體吸收，若是太多的糖突然進入我們的腦袋，會使腦部處於亢奮狀態；這個時候，胰島素就會大量分泌，壓制過高的血糖濃度，於是，腦部的血糖又被一下子剝奪，感覺又陷入飢餓狀態。當大腦常常面臨如同雲霄飛車的「血糖衝擊」時，就會讓我們精神不

濟、昏昏欲睡，甚至注意力無法集中，嚴重影響工作表現。透過動物實驗也已經證實，過多的蔗糖攝取不僅會破壞腸道菌種的分布與組成，對於實驗動物的短長期記憶發展，更會造成一定程度的傷害。[5]

進階「腸」識

● 短鏈脂肪酸如何影響大腦功能

常見的短鏈脂肪酸包括乙酸、丙酸與丁酸，為腸道菌重要的代謝產物之一。短鏈脂肪酸可透過以下不同的機制，直接與間接影響我們的認知功能、情緒，甚至許多腦部疾病[6]：

(1) 短鏈脂肪酸可以通過血腦屏障，調節維持細胞間緊密連結的相關蛋白質表現量，健全血腦屏障結構的完整性。科學家發現，無菌小鼠腦部的血腦屏障組織，claudin 或 occludin 等促進細胞緊密連接的蛋白質表現較少，導致通透性增加；但於無菌小鼠腸道植入可生成短鏈脂肪酸的菌種（*Clostridium tyrobutyricum*）後，即可降低血腦屏障細胞與細胞間隙的通透性，避免有害物質經由血液進入大腦而造成傷害。

(2) 短鏈脂肪酸具有調控促進神經細胞生長、降低發炎細胞激素等相關基因表現，而有助於維持神經細胞的正常生長與發育。

(3) 短鏈脂肪酸可調控神經傳導物質合成的關鍵酵素，影響血清素、多巴胺、腎上腺素（epinephrine）與正腎上腺素的濃度。

● 與改善記憶力有關的益生菌

目前發現 *Bifidobacteria longum*[7] 與 *Lactobacillus helveticus*[8] 這兩種益生菌，可以提升實驗動物的記憶力。

參考資料

1. Novotný, Michal, Blanka Klimova, and Martin Valis. "Microbiome and cognitive impairment: can any diets influence learning processes in a positive way?." Frontiers in aging neuroscience 11 (2019): 170.

2. Saji, Naoki, et al. "Analysis of the relationship between the gut microbiome and dementia: a cross-sectional study conducted in Japan." Scientific reports 9.1 (2019): 1-9.

3. Tillisch, Kirsten, et al. "Consumption of fermented milk product with probiotic modulates brain activity." Gastroenterology 144.7 (2013): 1394-1401.

4. Jørgensen, Bettina Pyndt, et al. "A possible link between food and mood: dietary impact on gut microbiota and behavior in BALB/c mice." PloS one 9.8 (2014): e103398.

5. Magnusson, K. R., et al. "Relationships between diet-related changes in the gut microbiome and cognitive flexibility." Neuroscience 300 (2015): 128-140.

6. Silva, Ygor Parladore, Andressa Bernardi, and Rudimar Luiz Frozza. "The role of short-chain fatty acids from gut microbiota in gut-brain communication." Frontiers in endocrinology 11 (2020): 25.

7. Savignac, H. M., et al. "Bifidobacteria modulate cognitive processes in an anxious mouse strain." Behavioural brain research 287 (2015): 59-72.

8. Ohland, Christina L., et al. "Effects of Lactobacillus helveticus on murine behavior are dependent on diet and genotype and correlate with alterations in the gut microbiome." Psychoneuroendocrinology 38.9 (2013): 1738-1747.

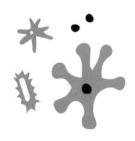

逆轉勝，
腸道菌可望改善更年期症狀

　　不知道為什麼，步入中年後的夫妻生活有了非常大的轉變，先生隨口一句「今天晚餐吃什麼？」，太座立馬暴跳如雷，但下一秒又雙眼含淚地說，因為近期身材越來越走樣，擔心自己被嫌棄才聞「吃」色變。先生溫柔地輕拍太太的背，發現她的身體微微發熱，甚至有些冒汗，一問才知道她最近常常有面潮紅、心跳加速、甚至忽冷忽熱的不舒適感，夜晚更頻頻起身上廁所，長久下來睡眠品質大受影響。更重要的是，彼此從過去相看兩不厭，變成「性」趣缺缺，看了就討厭。不禁感嘆，今年自己是否忘了安太座保平安？人生步入知天命的下半場，怎麼會這麼難熬？

更年期的生理與心理變化 [1]

　　更年期是不分性別都會發生的正常現象，不過女性的症狀較明顯，感受也特別深刻。成年女性大約在 45 ～ 52 歲這段期間，卵巢就會逐漸停止製造雌激素、黃體素等女性荷爾蒙，月經週期開始出現不規則，經血量一下多一下少，最終走向不再有月經的停經現象。在這段生殖機能逐漸衰退到完全喪失的期間，就是所謂的更年期。更年期是一個自然的過程，並不是一種疾病，但由於女性荷爾蒙分泌量逐漸不足，約有三成婦女會產生生理與心理不適應的症狀，生理方面舉凡發熱、面潮紅、盜汗、虛弱、暈眩、胸悶、心悸、陰道乾澀、頻尿與骨質流失；心理方面包括焦慮、煩躁、失眠、心情低落與記憶力衰退等現象，這些都是此階段的女性朋友可能會面臨到的共同問題，就連肥胖、代謝症候群、心血管疾病等慢性病

的發生率也會提高。

「腸」被忽略的知識

腸道菌與雌激素彼此互相影響

雌激素為一種類固醇類的荷爾蒙，經由肝臟一連串的代謝反應後，以尿液或糞便排出體外。研究發現，腸道菌除了廣為人知的免疫調節功能外，特定的菌種還能協助雌激素回收再利用，把原本要丟棄的雌激素進行結構改造，藉由腸肝循環回到體內後，再次運送到生殖系統、骨骼、心血管等器官發揮作用。[2] 目前研究認為，腸道微生物組成一旦失衡，容易促使發炎反應，還會導致雌激素回收效率不佳；當雌激素降低時，相繼引發肥胖、代謝症候群、心血管疾病、認知功能下降等各種健康問題。[3] 此外，臨床上也發現，因內分泌障礙導致不孕的女性，其體內雌激素的再回收率顯著少於健康者[4]；另一項探討微生物組成與疾病的研究更指出，停經婦女常伴有腸道菌相多樣性與豐富性較差的現象，顯示體內雌激素的含量，深深影響腸道的健康狀況。[5] 科學家目前雖仍無法清楚掌握腸道菌與雌激素之間究竟如何相互影響，但以上資料呼應了：優化腸道菌相絕對是讓更年期逆轉勝，平穩度過的重要方法之一。

掌握更年期回春的整「腸」物質

● 異黃酮素

異黃酮素為存在於植物中的植化素，由於其構造與身體中的雌激素類似，因此可視為一種植物性雌激素。近年來異黃酮素中的大豆異黃酮素（soy isoflavone）受到熱烈討論，不僅能夠緩減女性因荷爾蒙不足而產生的更年期症狀，動物實驗結果更發現，大豆異黃酮素與雌激素具有相似的效果，能夠調節小鼠腸道菌相，舒緩飲食所誘發的肥胖、葡萄糖耐受不佳、胰島素阻抗、血脂異常或發炎等問題。[6,7]

因此，為預防或緩解雌激素不足而引起的多重慢性疾病，攝取大豆異黃酮素或許是不錯的選擇。

● **益生菌**

益生菌絕對是養好腸道菌相的重要關鍵，然而，益生菌對健康的益處不局限於腸道。研究人員使用卵巢切除的小鼠模擬婦女停經狀態，發現給予益生菌的組別，可顯著改善因為雌激素缺乏所導致的體重增加與血脂異常。[7] 推論益生菌除了能夠產生短鏈脂肪酸維持腸道健康，可能也與腸道中協助雌激素再利用的特殊菌種的數量增加有關。

● **避免高油飲食**

現代人多為高油脂、高熱量的飲食型態，已有許多研究認為，攝取過多的油脂，在體內會默默累積發炎反應，而使用卵巢切除的雌性小鼠來模擬停經狀態的研究也發現，與未餵食高脂飲食的小鼠相比，餵食高脂飲食組的小鼠腸道出現獨特的腸道菌種。[8] 雖然目前尚不清楚這些菌對於健康的影響，不過更年期最簡單的保養方法，就是盡量少攝取含油量高及油炸類食物。

● **其他能改善更年期不適的營養素**

營養素	功效	來源
香豆雌酚（coumestrol）	具有植物性荷爾蒙的特性，可改善更年期所產生的骨質疏鬆症與不舒服症狀。	存在黃、綠色的豆類以及豆類發芽的組織中，在苜蓿芽、豆芽、甚至堅果中，都有不錯的含量。
木酚素（lignan）	具有植物性荷爾蒙的特性，可舒緩停經症候群。	廣泛地存在於綠、黃、白、紅、黑色的蔬菜、水果、豆類、穀類中，亞麻籽、芝麻、高纖維的穀類麩皮及豆類也含量豐富。

營養素	功效	來源
薯蕷皂苷元 （diosgenin）	構造與形成許多性荷爾蒙的前驅物——膽固醇相似，可緩解更年期不適。	存在於許多植物中，白色山藥含量較豐富。

進階「腸」識

● 腸道菌與雌激素代謝

　　停經前雌激素主要是由卵巢分泌，然而停經後卵巢停工，雌激素的合成工作即轉由周邊的脂肪組織來進行。這也是多數婦女停經後容易發胖的原因之一：透過脂肪組織的增加，讓身體有機會多合成一些雌激素。但雖然脂肪細胞很努力想合成雌激素，還是沒有卵巢夠力，所以身體此刻會特別珍惜可以回收再利用的雌激素。體內雌激素的代謝途徑非常複雜，通常會經由肝臟進行羥基化水解反應（hydroxylation）、甲基化反應（methylation）、硫化反應（sulfation）與醛糖酸化反應（glucuronidation），隨後藉由尿液和糞便排出體外。[2] 學者發現，部分腸道菌種具有代謝雌激素的基因，將之稱為雌激素體（estrobolome）[9]，這些菌能夠表現葡萄糖醛酸酶（β-glucuronidase），使醛糖酸化的雌激素釋出游離型態，經由腸肝循環再次吸收後，運送到生殖系統發揮作用。換句話說，來自卵巢以外組織所合成的少量雌激素，可藉由腸道細菌的再加工，發揮回收再利用的作用。有關能夠表現葡萄糖醛酸酶的菌屬，整理如下[2]：

Alistipes	*Edwardsiella*
Bacteroides	*Escherichia*
Bifidobacterium	*Faecalibacterium*
Citrobacter	*Lactobacillus*

Clostridium	*Marvinbryantia*
Collinsella	*Propionibacterium*
Dermabacter	*Roseburia*
	Tannerella

● 高脂飲食對停經後腸道菌相的影響

研究發現，高脂飲食能使卵巢移除的母鼠，腸道中的 *Dorea*、*Desulfovibrio* 與 *Akkermansia muciniphila* 菌種數增加，凸顯飲食型態對於腸道菌種的影響具有重大意義。[8]

● 停經前後的腸道菌組成

隨著基因定序的技術發展，目前學者發現婦女在停經前後，腸道菌相的組成大不同。2018 年發表在《更年期》（*Maturitas*）期刊的研究發現，相較於停經婦女，未停經婦女的 *Firmicutes*/*Bacteroidetes* 腸道菌比值顯著較低、*Lachnospira*、*Roseburia* 較多，*Prevotella*、*Parabacteroides* 與 *Bilophila* 則較少。[10] 隨後發表在《歐洲生物聯盟快訊》（*FEBS Letters*）的研究指出，停經婦女腸道菌相多樣性顯著較低，且腸道主要的菌門為 *Bacteroidetes* 與 *Verrucomicrobia*。[5] 同年收錄於《微生物學研究》（*Research in Microbiology*）的論文則認為，體內雌激素濃度較高的女性，腸道菌 *Bacteroidetes* 較多、*Firmicutes* 較少。[11] 由上述的研究結果可知，受限於不同研究的受試者、實驗設計與方法，雌激素與體內各別菌種的關係尚且難有定論，若想更進一步了解女性不同年齡階段的腸道菌種變化差異，可搜尋 2021 年發表於《神經胃腸病學和運動期刊》（*Journal of Neurogastroenterology and Motility*）的整理。[12]

參考資料

1. 衛生福利部（2018）。更年期營養手冊。

2. Kwa, Maryann, et al. "The intestinal microbiome and estrogen receptor–positive female breast cancer." JNCI: Journal of the National Cancer Institute 108.8 (2016).

3. Baker, James M., Layla Al-Nakkash, and Melissa M. Herbst-Kralovetz. "Estrogen–gut microbiome axis: physiological and clinical implications." Maturitas 103 (2017): 45-53.

4. Sher, Alam, and M. Ataur Rahman. "Enterohepatic recycling of estrogen and its relevance with female fertility." Archives of pharmacal research 23.5 (2000): 513-517.

5. Zhao, Hui, et al. "Compositional and functional features of the female premenopausal and postmenopausal gut microbiota." FEBS letters 593.18 (2019): 2655-2664.

6. Kaliannan, Kanakaraju, et al. "Estrogen-mediated gut microbiome alterations influence sexual dimorphism in metabolic syndrome in mice." Microbiome 6.1 (2018): 1-22.

7. Chen, Qian, et al. "Modulation of the Gut Microbiota Structure with Probiotics and Isoflavone Alleviates Metabolic Disorder in Ovariectomized Mice." Nutrients 13.6 (2021): 1793.

8. Choi, Sungmi, et al. "Difference in the gut microbiome between ovariectomy-induced obesity and diet-induced obesity." Journal of microbiology and biotechnology 27.12 (2017): 2228-2236.

9. Plottel, Claudia S., and Martin J. Blaser. "Microbiome and malignancy." Cell host & microbe 10.4 (2011): 324-335.

10. Santos-Marcos, Jose A., et al. "Influence of gender and menopausal status on gut microbiota." Maturitas 116 (2018): 43-53.

11. Shin, Ji-Hee, et al. "Serum level of sex steroid hormone is associated with diversity and profiles of human gut microbiome." Research in microbiology 170.4-5 (2019): 192-201.

12. Yoon, Kichul, and Nayoung Kim. "Roles of sex hormones and gender in the gut microbiota." Journal of Neurogastroenterology and Motility (2021).

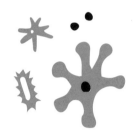

| 2.22 |
拒絕無聲殺手！
從飲食打造好心腸，遠離心血管疾病

「嗶－嗶－嗶－」，尖銳又冰冷的儀器聲音，常是病人甦醒後聽到的第一個聲音，望著頭頂上的白色天花板，試想究竟發生了什麼事，然而只記得突然胸悶、呼吸困難、全身冒冷汗，下一秒後畫面一切空白⋯⋯。醫生安慰著說：「病患的生命跡象已經穩定了！幸好送醫得早，心臟損傷還沒有過於嚴重⋯⋯」

「腸」被忽略的知識

腸道菌管很寬，心血管疾病也有關！

這不是八點檔的劇情，而是在醫院上演的真實故事。心血管疾病形成的過程往往無聲，沒有明顯的不適感，直到身體再也無法負荷時，才突然出現胸痛、胸悶與呼吸不順等警告，此時已有致命風險，有時讓人措手不及。對於心血管疾病，預防往往勝過於治療，因此，營養師大力推薦趨吉避凶的護心飲食習慣。日常飲食中過多的肉類與動物性油脂，或是攝取過少的蔬果類，會導致膳食纖維量不足，增加心血管疾病風險。不過，近年來研究發現，不良的飲食習慣導致心血管疾病，背後可能是由腸道菌相失衡所引起的。[1]

安撫腸道菌老大，才能擁有好「心腸」[1]

出乎意料，腸道菌的管轄範圍比想像中寬廣，但腸道菌究竟如何遠端操控心血管的健康呢？原來，腸道菌雖然生活於腸道中，但是它們將自己於腸道製造的代謝產物當做手下，透過血液傳送，就可以遠端操控心臟與血管的健康。其中，氧

化三甲胺（trimethylamine N-oxide, TMAO）就是近年來被廣泛討論的代謝產物之一。

　研究發現人體消化吸收豬肉、牛肉等動物性食品所剩下的殘餘物質，會被腸道中的壞菌利用與代謝，而產生具臭味與揮發性的三甲胺（trimethylamine, TMA）。三甲胺可以直接被腸道吸收，送往肝臟中形成氧化三甲胺，再進入血液循環中。氧化三甲胺進入血液中，會造成免疫細胞異常堆積在血管壁上、人體的膽固醇代謝異常，以及增強血小板凝集使血管容易栓塞等一系列的失序行為，將導致血管逐漸變窄，進而增加心血管疾病的風險。因此，許多科學家已經將氧化三甲胺列為引發心血管疾病的危險因子。換句話說，想要預防心血管疾病，除了要注意吃進肚子的食物，還要確保人體腸道中的細菌老大一切穩定，才能真正遠離心血管疾病。

護心更護腸的整「腸」飲食

　腸道菌的生存與代謝深受我們的飲食習慣影響，當我們吃的食物類型改變時，不僅會改變腸道的「細菌居民們」，也會改變腸道中的細菌代謝物的表現，而影響人體心血管疾病。現在，且來看看有哪些飲食因子可以使我們擁有好「心腸」。

● 地中海飲食可以減少體內氧化三甲胺濃度 [2]

　上述提到氧化三甲胺濃度是心血管疾病的危險因子，因此，科學家設法透過調節人體腸道菌來降低體內的氧化三甲胺濃度，以改善心血管疾病的嚴重度與死亡率。

　眾多的飲食型態中，以地中海飲食最受矚目，其中有四個基本原則：第一，吃植物類的全食材為主；第二，減少過度加工品與動物性食材的攝取；第三，大量攝取全穀類、蔬果與橄欖油等植物性食材，以及低脂的肉類與海鮮；第四，鼓勵使用含有豐富營養的乳品，其中無糖優酪乳、優格還可以提供促進人體健康的益

生菌。這樣的飲食型態可以提供豐富的營養素與植化素，穩定血糖、血脂與血壓，因此醫學界早就將地中海飲食列為絕佳的護心飲食。

值得一提的是，地中海飲食有助提升人體腸道菌相的多樣性，並降低腸道菌相失衡的現象；學者更發現飲食型態越接近地中海飲食的人，其糞便中壞菌的手下氧化三甲胺濃度就越低。像這樣，地中海飲食能透過影響腸道菌相，進而降低心血管疾病的風險。如果以前你只是偶爾吃地中海飲食，現在應該要天天吃！

● 益生菌提高免疫力，降低心血管疾病[1]

雖然目前尚未有大型的臨床研究證實益生菌對於預防或治療心血管疾病的實際效果，然而，適當補充益生菌能夠穩定腸道菌群的功能和組成，從而促進人體的免疫系統運作正常，抑制體內病原菌生長與發炎現象，而具有降低心血管疾病風險的潛力。因此營養師建議大家可多攝取無糖優酪乳、優格或市售的益生菌、韓式泡菜、納豆等，提升腸道的好菌數量，養出好「心腸」。

● 其他與心血管疾病有關的營養素

營養素	功效	來源
番茄紅素	抑制膽固醇沉積於血管壁上，並透過抗氧化保護血管細胞不受到自由基破壞而受損。	主要存在於紅色的蔬果中，如番茄、紅色石榴、紅蘿蔔、紅色葡萄柚、西瓜等。
大豆異黃酮素	抑制血小板的凝集，預防血栓形成，保持血管血流順暢、不阻塞。	黃豆、黑豆、毛豆與其製品，如豆漿與豆腐。
Omega-3 脂肪酸	預防血栓形成、保持血管血流順暢，並透過抗氧化保護血管細胞不受到自由基破壞而受損。	鮭魚、鯖魚、秋刀魚、亞麻仁籽、核桃。

進階「腸」識

● 心血管疾病個案的腸道菌相與健康族群差異 [1]

1. 動脈粥樣硬化的個案，其腸道中 *Enterobacteriaceae* 與 *Streptococcus* spp. 的數量較健康族群者高。

2. 慢性心衰竭（chronic heart failure）患者的腸道通透性較高，且腸道中病原菌數量較對照組多；*Candida*、*Campylobacter* 和 *Shigella* species 皆與其疾病的嚴重程度呈正相關。與健康對照組相比，慢性心衰竭患者的腸道通透性增加了 78.3%，這將造成所謂的腸漏症（leaky gut syndrome）。

● 氧化三甲胺的產生途徑 [1,3]

　　氧化三甲胺的產生主要來自於飲食中的動物性蛋白質，特別是豬、牛、羊等紅肉與其製品，腸道菌會利用人體未消化吸收的動物性蛋白質，產生具臭味與揮發性的三甲胺。三甲胺可以直接被腸道吸收，經由肝門靜脈進入肝臟後即被肝臟細胞的黃素單氧化酶（flavin monooxygenase, FMO）氧化，形成氧化三甲胺進入血液循環中，進而促進巨噬細胞堆積於血管壁上、膽固醇代謝異常與血小板凝集，造成心血管疾病風險增加。此外，學者研究發現腸道中 *Ruminococcus* 的數量與人體氧化三甲胺代謝濃度有關。

● 地中海飲食對腸道菌相與心血管疾病的影響

　　地中海飲食有助於提升腸道菌相的多樣性，且會改變腸道中特定細菌的數量，從而促進腸道系統穩定，並降低腸道菌相失衡、病原菌感染與腸漏症的風險。地中海飲食可以透過調整這些腸道菌相因子來降低心血管疾病的風險。下方表格整理地中海飲食對腸道菌增減的影響 [2]：

受地中海飲食影響而增加的腸道菌	受地中海飲食影響而減少的腸道菌
Bacteroides、*Lactobacilli*、*Bifidobacteria*、*Roseburia*、*Faecalibacterium*、*Oscillospira*、*Ruminococci*、*Clostridium cluster XIVa*	*Firmicutes*、*Proteobacteria*

　　學者研究發現採用地中海飲食的個案，其腸道中 *Firmicutes/Bacteroidetes* 比例（F/B ratio）較低；當 F/B ratio 低時，腸道中合成不利心血管健康的氧化三甲胺之微生物菌群較少，能產生短鏈脂肪酸的微生物菌群反而生長較好，而短鏈脂肪酸可以促進腸道好菌生長，並減少壞菌數量，使腸道菌相穩定而發揮促進人體健康的效果。這樣的機轉或許也是地中海飲食有助於預防心血管疾病的因素之一。[2]

　　值得注意的是，學者發現高血壓、年長者（60～69 歲）、肥胖者與代謝症候群的個案，其腸道中 F/B ratio 較高[4,5]，而這些族群正是心血管疾病的高風險族群，顯示腸道菌對於心血管疾病確實有相當影響，而地中海飲食有助於改善 F/B ratio，達到保護心血管的效果。

參考資料

1. Jin, Mengchao, et al. "The role of intestinal microbiota in cardiovascular disease." Journal of Cellular and Molecular Medicine. 23.4 (2019): 2343-2350.
2. Merra, Giuseppe, et al. "Influence of Mediterranean Diet on Human Gut Microbiota."Nutrients.13.1 (2021): 7.
3. De Filippis, Francesca, et al. "High-level adherence to a Mediterranean diet beneficially impacts the gut microbiota and associated metabolome." Gut. 65.11 (2016): 1812-1821.
4. Vaiserman, Alexander, et al. "Differences in the gut Firmicutes to Bacteroidetes ratio across age groups in healthy Ukrainian population." BMC microbiology. 20.1 (2020): 1-8.
5. Xu, Hui, et al. "The gut microbiota and its interactions with cardiovascular disease." Microbial biotechnology. 13.3 (2020): 637-656.

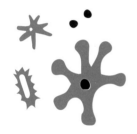

| 2.23 |

不再數羊的日子

結束了馬不停蹄的一天，拖著疲憊的身軀回到家，打開電視，癱坐在沙發上對著螢幕放空，眼皮越來越沉重，疲累到沒有力氣張開。原本以為躺回床上可以順利進入夢鄉，好好睡一覺，奇怪的是，明明很累，周公卻不願來下棋泡茶。我繼續閉著眼，腦袋不自主地轉啊轉，翻來覆去，就是喬不到一個舒服的角度；床頭櫃上時鐘的腳步聲顯得格外清澈，滴答滴答地陪伴我一隻羊、兩隻羊……，不知道數了多少輪。晨光就這樣透過窗簾，灑落在房間裡，我只好耐著頭疼，難受地起床梳洗準備上班。

大腦荷爾蒙失調，難怪不好睡

現代人生活壓力大，越來越多人夜不成眠，數羊到天明的日子超級難挨，甚至有些人還需要靠吃安眠藥度日。每個人失眠的原因不同，但許多研究發現，腦部的神經傳導物質掌管了我們的睡眠狀況。舉例來說，有憂鬱症狀的人，通常體內有血清素不足的情形，造成晚上睡眠品質不佳。血清素有讓腦部鎮靜、幫助入睡的功能，因此當含量不足時，失眠問題就容易找上門；此外，血清素還會轉化成褪黑激素，它是協調我們生理時鐘的重要神經傳導物質，一旦濃度變低時，自然無法進入正常的睡眠週期。另一種常見的失眠狀況是，我們並沒有不快樂、憂鬱的情緒，而是作息日夜顛倒，白天想太多事，腦部一直處於亢奮狀態，到了休息時間，又忍不住多滑一下手機或追劇，長期下來造成 GABA 合成不足。GABA 就是 γ- 胺基丁酸，一種可以讓腦部休息、放鬆的神經傳導物質，當 GABA 不足時，

就會覺得腦子轉個不停，明明很累卻睡不著。

「腸」被忽略的知識

腸道菌也和失眠有關[1]

我們的入睡與起床時間，都是隨著生理時鐘規律地運行，當這個晝夜規律被破壞時，不僅會造成令人難受的失眠問題，肥胖、高血糖與代謝症候群等健康問題也會接踵而來。科學家認為，以上這些慢性疾病，可能與長期日夜顛倒造成腸道微生物組成發生改變有關。人體和動物實驗研究發現，為了適應日夜環境的改變，腸道微生物的數量與種類，都會產生相對應的週期變動，使得原本恆定的菌相組成受到破壞，間接影響免疫調節、神經傳導物質分泌與副交感神經系統傳遞訊息，進而對於掌控睡眠與情緒的大腦造成不同程度的影響。也有研究認為，腸道菌可以直接影響大腦下視丘內掌管全身生理時鐘的調節器，改變我們對於晝夜變化的外在適應能力。此外，當壞菌增加時，許多有害的代謝產物生成，也會直接刺激中樞神經系統，干擾大腦的正常運作，影響睡眠品質。而長期日夜顛倒所伴隨的腸道菌相失衡，也讓原本應該安分住在腸道裡的細菌有機會伺機而動，影響腸道黏膜組織結構、發炎嚴重程度與腸道通透性，增加有害細菌遠渡重洋，「搬家」到肝臟、胰臟、脂肪細胞等代謝作用較旺盛的組織或器官落地生根的機會，造成身體更多處發生慢性發炎。

想要一覺到天亮必備的整「腸」物質

● 益生菌

益生菌除了維持腸道健康外，許多研究更將其視為改善失眠的明日之星。研究團隊以考生做為研究對象，在考前 8 週與考後 3 週，每天供應 100 毫升以乳酸菌發酵的益生菌飲品。該研究發現，不論實驗組或對照組的考生，都因為考試日期

逐漸接近，而需要較長的入睡時間，深層睡眠時間也較短；不過，相較於控制組，有飲用乳酸菌發酵飲品的考生，不僅比較容易入睡，而且睡眠品質相對較佳。[2] 另一項研究則認為，補充益生菌可以降低體內壓力荷爾蒙皮質醇的濃度，提升有利於大腦及精神舒緩的神經傳導物質分泌，進而改善學生因壓力而造成的睡眠問題。[3]

● **益生質**

除了益生菌外，飲食當中更不能忘記益生菌最愛的食物——益生質，才能讓腸道裡的好菌長好、長滿，攜手改善失眠問題。一項使用人為壓力測試老鼠睡眠品質的研究發現[4]，相較於控制組，攝取含有益生質飼料的實驗組老鼠，除了糞便中的好菌數量顯著增加外，這群老鼠也較能適應外在壓力對其睡眠品質的影響。雖然，目前有關益生質改善睡眠品質的研究還停留在動物實驗階段，但我們不必等人體研究證實後，才開始從日常飲食中增加益生質。從現在開始，攝取足夠的蔬菜、水果，以及每日至少吃三分之一的未精製主食（如糙米、全麥製品、燕麥等）準沒錯。

● **運動**

養成規律運動的習慣，絕對是對抗慢性壓力的不二法門。不過大家絕對想不到，運動也可以調整腸道中好菌與壞菌的比例，降低體內發炎狀態[5]，間接影響睡眠狀態。營養師建議大家，在睡前可以進行以放鬆或伸展為主的低強度簡易運動，搭配呼吸調整，讓忙碌一整天的身體在睡前能夠回歸平靜。

● **其他與助眠有關的營養素**[6]

營養素	功效／作用	來源
麩醯胺酸	提供合成 GABA 的原料。	麥片、腰果、葵瓜子、杏仁果、蓮子、黑芝麻等。

營養素	功效／作用	來源
色胺酸	可合成血清素。	蛋白質食物通常都含有色胺酸，如黃豆、白帶魚、火雞肉等。
維生素 B6	協助色胺酸轉變成血清素。	廣泛存在於各種動、植物食物裡。
葉酸	協助色胺酸轉變成血清素。	深綠色蔬菜，如菠菜、芥菜、蘆筍等。
菸鹼素	協助色胺酸轉變成血清素。	動物性食材或葵瓜子、花生等堅果種子類。
維生素 B12	協助色胺酸轉變成血清素。	動物性食材，如肝臟、小魚乾、紅肉、蛋黃等。
鈣質	穩定情緒，緩和緊張與焦慮。	牛奶、起司、無糖優酪乳或優格。

進階「腸」識

● 隨日夜週期而變化的腸道菌

目前發現會隨著日夜週期而有數量變化的腸道菌種包括：*Clostridiales*、*Lactobacillales*、*Bacteroidales* 與 *Firmicutes* 等。[1]

● 腸道菌與血清素

人體的血清素主要是由腸道黏膜的嗜鉻性細胞（chromaffin cells）合成[1]，腸道菌可透過產生短鏈脂肪酸或次級膽酸等方式，直接影響血清素合成的關鍵酵素，促進嗜鉻性細胞中血清素的含量[7]；研究也發現，腸道中常見的 *Escherichia coli* 與 *Enterococcus* 菌種，也能自行合成少量的血清素，間接影響我們的睡眠品質與心情。[1] 雖然血清素會因為血腦屏障的限制，無法直接作用於腦部，但越來越多研究認為，腸道菌可影響腸道與血液中色胺酸（讓血清素能順利合成的重要營養素之一）的

代謝，調節大腦中色胺酸濃度，進而影響大腦中血清素的合成量。[8]

● 能產生血清素的腸道菌

目前已知可產生血清素的腸道菌種，整理如下[9]：

Escherichia coli (K-12)

Hafnia alvei (NCIMB, 11999)

Klebsiella pneumoniae (NCIMB, 673)

Lactobacillus plantarum (FI8595)

Lactococcus lactis subsp. cremoris (MG 1363)

Morganella morganii (NCIMB, 10466)

Streptococcus thermophilus (NCFB2392)

● 飲食中的 GABA 與大腦血腦屏障

市面一些保健食品直接提供 GABA，標榜補充可以幫助入睡。雖然目前仍然缺乏直接測量 GABA 通過大腦血腦屏障的人體試驗，但多數的研究依舊認為，GABA 本身是無法通過大腦血腦屏障的，就算有，也是極微量；也就是說，我們吃進去的 GABA 要送到腦部時，幾乎都會被擋在外面。[9] 科學家對於 GABA 是否可以穿越大腦血腦屏障的看法不一致，可歸因於不同研究的實驗設計差異[10]：

(1) 給予形式不同，如帶羥基的 GABA 相似物、放射性標定等不同形式。

(2) 介入方式不同，包括口服、腹腔或靜脈注射、腦部灌流等模式。

(3) 實驗動物種類不同，常見的包括大鼠、小鼠、兔子或狗。

(4) 臨床試驗人數多寡，或研究團隊與研究贊助廠商的利益衝突等因素。

● 腸道菌與 GABA

微生物發酵法為目前業界生產 GABA 的常用方式，麩胺酸經由酵素轉化作用後，即可產生 GABA。*Lactobacillus* 與 *Bifidobacterium* 這兩種常見的益生菌，為目前許多研究生產高濃度 GABA 的代表菌種。[1] 科學家也認為，腸道中的益生菌確實可

以協助部分 GABA 的合成，透過副交感神經系統中的迷走神經影響我們的大腦。在許多動物實驗發現，相較於控制組，飼料中含有 *Lactobacillus rhamnosus* 的小鼠，在面對外在壓力刺激時，壓力荷爾蒙皮質醇的濃度明顯較低，較不容易出現憂鬱的相關症狀，並且大腦裡 GABA 受體的 mRNA 表現量明顯改變。值得注意的是，當切除實驗小鼠的迷走神經後，上述與 GABA 降低壓力的效果都會被阻斷。[10] 這些或許都可以說明 GABA 雖然不能通過大腦血腦屏障，但可以透過迷走神經從腸道影響大腦，改變腦中 GABA 的合成數量。

● 能合成 GABA 的腸道菌

目前已知可產生 GABA 的 *Lactobacillus* 與 *Bifidobacterium*，整理如下[9]：

Lactobacillus	*Bifidobacterium*
Lactobacillus brevis (DPC6108)	*Bifidobacterium adolescentis* (DPC6044)
Lactobacillus buchneri (MS)	*Bifidobacterium angulatum* (ATCC27535)
Lactobacillus paracasei (NFRI7415)	*Bifidobacterium dentium* (DPC6333)
Lactobacillus plantarum (ATCC14917)	*Bifidobacterium infantis* (UCC35624)
Lactobacillus reuteri (100-23)	
Lactobacillus rhamnosus (YS9)	
Lactobacillus delbrueckiisubsp. bulgaricus (PR1)	

參考資料

1. Li, Yuanyuan, et al. "The role of microbiome in insomnia, circadian disturbance and depression." Frontiers in psychiatry 9 (2018): 669.

2. Takada, M., et al. "Beneficial effects of Lactobacillus casei strain Shirota on academic stress-induced sleep disturbance in healthy adults: a double-blind, randomised, placebo-controlled trial." Beneficial microbes 8.2 (2017): 153-162.

3. Nishida, Kensei, et al. "Daily administration of paraprobiotic Lactobacillus gasseri CP2305 ameliorates

chronic stress-associated symptoms in Japanese medical students." Journal of Functional Foods 36 (2017): 112-121.

4. Thompson, Robert S., et al. "Dietary prebiotics and bioactive milk fractions improve NREM sleep, enhance REM sleep rebound and attenuate the stress-induced decrease in diurnal temperature and gut microbial alpha diversity." Frontiers in Behavioral Neuroscience 10 (2017): 240.

5. Allen, Jacob M., et al. "Exercise alters gut microbiota composition and function in lean and obese humans." Med Sci Sports Exerc 50.4 (2018): 747-57.

6. 吳映蓉 (2012)。吃對了，才有好情緒。臉譜出版社，台灣。

7. Ridaura, Vanessa, and Yasmine Belkaid. "Gut microbiota: the link to your second brain." Cell 161.2 (2015): 193-194.

8. Gao, Kan, et al. "Antibiotics-induced modulation of large intestinal microbiota altered aromatic amino acid profile and expression of neurotransmitters in the hypothalamus of piglets." Journal of neurochemistry 146.3 (2018): 219-234.

9. Strandwitz, Philip. "Neurotransmitter modulation by the gut microbiota." Brain research 1693 (2018): 128-133.

10. Boonstra, Evert, et al. "Neurotransmitters as food supplements: the effects of GABA on brain and behavior." Frontiers in psychology 6 (2015): 1520.

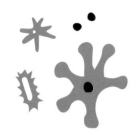

肌少話談
—— 預防肌少症從腸道談起

辛苦了大半輩子，終於熬到退休，可以好好享受生活！但怎麼生活腳步慢下來之後，才發現自己的體力大不如前，想動手準備料理卻連罐頭蓋子都轉不開；好不容易約老同學去登山，竟然腿腳沒力只能坐在路邊石頭上，看朋友健步如飛好不心酸，連起身都要別人幫忙；難得家庭日，手卻無力得只能逗弄可愛的小孫子，抱也抱不動……，原來這一切都是「肌少症」害的！

肌少症：流失的不只是肌肉，更是生活品質

肌少症顧名思義就是「肌肉減少」，乍聽之下似乎沒有急迫性的危險，然而隨著肌肉量減少，人體的肌肉力量也隨之流失，同時影響我們的肌肉功能。所以許多肌少症患者在日常生活中容易出現無法提重物、毛巾擰不乾，以及因為腿部的肌肉流失而經常跌倒，甚至無法行走等狀況，使得生活難以自理。肌少症流失的不僅是肌肉，更多的是生活品質。

大多數人的肌肉量通常在 40 歲左右開始下降，60 歲之後流失得更快。許多研究證實老化引起的肌少症問題，和老年人生理變化所帶來的飲食營養不良與活動量不足密不可分。更關鍵的是，隨著越來越多腸道菌群的研究，學者發現老化對腸道菌的影響，可能也是肌少症的危險因子之一。

「腸」被忽略的知識

老年有三擾：老化、腸道菌失衡、肌肉少 [1]

　　為什麼老化過程容易出現腸道菌相失衡的問題呢？最關鍵的因子是，老化容易有食慾不佳、營養不足的現象，再加上通常會伴隨許多疾病，例如：糖尿病、心臟病或高血壓，這些健康問題都會加速老化所帶來的腸道菌相失衡現象。當腸道菌群的組成和功能面臨複雜又劇烈的變化，不僅會減少腸道中微生物的種類，還會使壞菌有機可乘，在體內為非作歹。最讓人頭痛的是，腸道菌失衡的現象與肌肉量和功能密切相關，學者將腸道菌相與肌肉之間的串連關係命名為「腸－肌軸」，以呼應腸道菌相對肌肉的作用效果。

　　學者認為腸道菌失衡會促使全身性發炎，造成人體肌肉細胞損傷，且難以生成新細胞來修補肌肉，最終導致肌肉量變少與肌肉力量變小。此外，年長者容易有胃口不好、營養不良的問題，使人體體內沒有足夠營養素做為原料來合成肌肉與維持肌肉功能，其中的問題可能也與腸道菌有關。因為學者發現腸道菌的代謝產物，具有調節人體食慾機制的潛力，並影響腸神經系統向大腦的信號傳導，顯示腸道菌失衡真的是肌少症的重要危險因子。

　　要提醒大家的是，老化、腸道菌失衡與肌少症三者可能生成一個負面循環：不健康的老化引起腸道菌相失衡，而失衡的腸道菌會使人體肌肉流失且食慾不佳，當長者吃不好又沒力氣時，自然不可能行走自如，甚至需要長期臥床，進而衍生活動量不足問題，將不利於長者的肌肉合成與腸道好菌生長，使得腸道菌相再次失衡，進入下一個健康負循環。換句話說，養好腸道菌讓我們可以吃得下，同時又有足夠的「肌」本，阻斷老化、腸道菌失衡與疾病之間的負循環，讓年齡的增加只出現在蛋糕上的蠟燭，肌肉健康保持青春凍齡！

顧好人體「肌」本面的整「腸」物質

● 植物性蛋白質 [2]

提到肌肉合成的關鍵營養素，絕對不能少的就是優質蛋白質了！相信大家多少都知道，日常飲食中的大豆、魚與海鮮、蛋與肉及乳品類都是優質蛋白質的重要來源。不過比起動物性蛋白質，研究發現選用大豆蛋白還多了促進腸道好菌生長的功效。因此，營養師建議大家平日多食用黃豆、黑豆、毛豆、豆腐或豆漿，不僅可以獲得植物性優質蛋白質，還能穩定腸道菌，預防肌少症。

● 白胺酸 [2]

許多醫學研究發現白胺酸可以協助人體的肌肉合成，不僅能預防肌肉的流失，還能夠改善肌少症。值得一提的是，在動物實驗中，學者還發現白胺酸透過改變腸道菌相，而具有影響動物食慾、降低動物體脂肪的作用，這些優點使我們更能顧好「肌」本面。白胺酸為構成蛋白質的一種胺基酸，也存在於上述提到的優質蛋白質食物中。營養師提醒大家一定要留心家中長者的飲食，三餐都要攝取大豆、魚與海鮮、蛋或肉，而且每天至少一至兩杯乳品，才能有足夠的營養。

● 菊糖與果寡糖 [1]

學者發現，食用菊糖與果寡糖有助於改善療養院患者的手部肌力，顯示菊糖與果寡糖具有預防或改善肌少症的潛力。雖然該研究沒有直接評估這些居民的腸道菌狀況，但是已有研究發現菊糖和果寡糖有助於促進腸道中好菌的生長，顯示菊糖與果寡糖可以做為腸道中好菌的食物——益生質，促進腸道好菌生長，發揮穩定人體腸－肌軸、減少肌肉流失的潛力。日常生活中可以從洋蔥、蘆筍、小麥、番茄等蔬菜與穀類中獲得果寡糖；而菊糖則存在於蘆筍、香蕉、大蒜、小麥、燕麥與黃豆等食材中。

● 其他與肌少症有關的營養素

營養素	功效	來源
維生素 D	對維持肌肉功能、肌肉強度與身體功能表現扮演重要角色。	●建議於每天上午 10 點以前或下午 2 點以後，陽光充足但不是最強烈的時段，不要擦防曬乳，大約曬太陽 10 到 20 分鐘。 ●可多食用富含維生素 D 的食物，如魚類、雞蛋及強化維生素 D 之乳製品等，有助於達到每日維生素 D 建議攝取量；必要時可諮詢營養師或在醫師處方指導下，補充營養補充品。
鈣質	鈣質參與肌肉收縮，能影響肌肉功能與健康。	日常可以從乳品、乳製品、板豆腐、深色蔬菜中獲得鈣質。

進階「腸」識

● 食物營養、腸道菌與肌少症之間的關係 [1]

目前尚未有肌少症個案與健康族群體內腸道菌相的直接人體研究，但研究發現腸道菌參與合成肌肉需要的胺基酸、葉酸、維生素 B12 等營養素的生成，同時部分腸道菌所製造的短鏈脂肪酸，也與肌肉的粒線體能量生成、提高胰島素感受性有關。因此，學者認為腸道菌掌握著肌少症與營養之間的生理—病理樞紐。

● 具有預防肌少症潛力的菌種 [2]

動物研究顯示益生菌 *Lactobacillus* 與 *Bifidobacteria* 具有預防肌少症的潛力，其相關作用機轉與促進短鏈脂肪酸合成、改善胰島素敏感度、抗發炎、增加肌肉力量有關。

- **植物性與動物性來源蛋白質對腸道菌的影響** [2]

　　人體研究顯示植物性來源蛋白質有助於促進 *Lactobacillus*、*Bifidobacterium*、*Roseburia*、*Ruminococcus bromii* 和 *Roseburia* 的數量；攝取動物性來源蛋白質則會增加 *Bacteroides*、*Alistipes*、*Bilophila* 和 *Clostridium perfrigens*。

- **菊糖與果寡糖對腸道菌的影響** [1]

　　研究顯示菊糖能提升人體糞便中 *Bifidobacterium*、*Anaerostipes* 與 *Bilophila* 的數量；而果寡糖則能夠提升 *Bifidobacteria* 的數量。

參考資料

1. Ticinesi, Andrea, et al. "Gut microbiota, muscle mass and function in aging: A focus on physical frailty and sarcopenia." Nutrients. 11.7 (2019): 1633.
2. Prokopidis, Konstantinos, et al. "Impact of protein intake in older adults with sarcopenia and obesity: A gut microbiota perspective." Nutrients. 12.8 (2020): 2285.

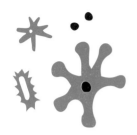

| 2.25 |
別讓骨質疏鬆摔壞了生活品質
——腸道菌與骨骼健康的關係

　　大學畢業 35 年的同學會上，發現以前號稱腿最長、身高 175 公分的小美，怎麼開始駝背，整個人好像縮水許多？更驚人的是，班長阿華竟然坐輪椅出席聚會，只因為家裡的毛小孩給他一個飛撲的擁抱，就害他摔倒造成腿骨折。後來才知道，我們這群「老」同學往年健檢時，早就被醫生警告有骨質流失現象，不過都沒把這件事放在心上，任由骨質流失漸漸惡化成骨質疏鬆，最後出現駝背或容易骨折問題。看來上了年紀真的要好好重視骨質疏鬆的危機，才不會一摔倒就摔壞了生活品質。

不只中高齡族群，「囤骨」是全民運動

　　不要看骨頭硬梆梆的，像石頭一樣不會動，事實上，骨骼的狀態是骨質合成作用和骨質流失作用的拉鋸結果。年輕人的骨質合成作用大於骨質流失作用，骨質會持續累積，在 30 歲左右達到骨質密度的高峰。之後隨著年齡增長，骨質流失作用加劇造成人體的骨質不斷流失，使得中高齡族群成為骨質疏鬆的高危險群。骨質疏鬆是因骨質流失所造成的疾病，通常會出現駝背、骨裂與骨折等問題，疾病風險也會隨年紀增長而提高。

　　由此可知，為了強健的骨骼「早囤早安心」，從孩童、青少年到成人期等年輕族群，都應該趁高效率累積骨質的黃金時期，加入囤骨本的行列。中高齡族群也不要灰心，雖然無法阻止因年齡而自然加劇的骨質流失作用，但是仍然可以透過改變生活習慣來促進骨質合成作用，幫忙骨質踩煞車，減緩骨質流失的速度。

換句話說，防止骨質流失不再只是中高齡族群的課題，而是所有人都應該投入的全民運動。每每提到與骨骼健康有關的生活習慣，大家馬上想到「健康飲食可以促進骨骼健康」，不過出乎意料，最新的研究發現「穩定腸道菌也可以促進骨骼健康」！

「腸」被忽略的知識

想要存骨本，先顧好幕後操盤手「腸道菌」

科學家們透過人體研究發現，食用益生質與發酵乳品有助於促進人體的骨質健康。[1]同時，在動物研究方面也發現，調節實驗鼠體內的腸道菌有助於改善骨質含量，因此學者認為未來也許可以透過調整腸道菌群來改善或治療骨質疏鬆症。[2]腸道與骨骼看似兩個完全不相關的器官，究竟腸道菌如何操控骨骼的健康呢？原來腸道菌不僅可以透過改變腸道影響營養素的吸收與代謝，還可以透過調節人體內的荷爾蒙與免疫系統作用及發炎反應，而具有操控骨骼健康的能力。[1]

幫你囤骨的整「腸」物質

● 優格與優酪乳[1]

想要同時穩定腸道菌及強健骨質的人，千萬別錯過含有益生菌的優格與優酪乳。研究發現習慣食用優格與優酪乳的人，有較高的骨質密度，骨折的風險也較低；優格與優酪乳等發酵乳品可以促進骨質健康，主要是因為它們不僅富含促進人體骨質合成所需的鈣、鎂與蛋白質，還可以提供協助人體穩定腸道菌相所需的益生菌與益生質。因此，營養師建議大家不妨嘗試將無糖優格或優酪乳做為日常點心或飲品，取代一般的零食，甚至可以將優格做為沙拉醬，透過這些飲食小改變來增加日常攝取優格與優酪乳的機會，輕鬆維持骨骼健康。

● 果寡糖、半乳寡醣與菊糖

針對青少年族群的研究發現，果寡糖與半乳寡醣可以提升青少年族群對鈣的吸收作用，而合併使用果寡糖與菊糖補充品，則可以提高青少年的骨質含量。[1]此外，針對骨質疏鬆風險較高的停經後婦女，使用合併果寡糖與菊糖的補充品，可以提升腸道對鈣與鎂的吸收作用，且能發揮促進體內骨質合成的潛力。[3]

雖然目前我們還不完全了解果寡糖、半乳寡醣與菊糖維持骨骼健康的詳細作用原理，不過這三種糖在人體內可以做為益生菌生長所需的營養益生質，也許就是透過促進腸道好菌生長，使得果寡糖、半乳寡醣與菊糖具有幫助骨質健康的效用。因此，營養師推薦大家平日可以從洋蔥、牛蒡、蘆筍、小麥、番茄等蔬菜與穀類中獲得果寡糖，由優格與優酪乳等發酵乳品獲得半乳寡醣，而菊糖則存在於蘆筍、香蕉、大蒜、小麥、燕麥與黃豆等食材中。

● 其他與骨質健康有關的營養因子

營養因子	功效／作用	來源
維生素 D	有助於促進身體對於鈣的利用，進而保護骨質健康。	●建議於陽光充足但不是最強烈的時段曬太陽（大約在每天上午 10 點以前或下午 2 點以後），不要擦防曬乳，每次約 10 ～ 20 分鐘。 ●可多食用富含維生素 D 的食物，如魚類、雞蛋及強化維生素 D 之乳製品等，有助於達到每日維生素 D 的建議攝取量；必要時可諮詢營養師或在醫師處方指導下，補充營養補充品。
維生素 K	可以活化骨鈣蛋白、促進骨骼生成。	維生素 K 存在於菠菜、甘藍、青花菜等深綠色蔬菜中。

營養因子	功效／作用	來源
異黃酮素[5]	具有協助停經後婦女保留骨質之潛力。	日常可從大豆、山藥或紫心地瓜等食材中獲得異黃酮素。
木酚素[5]	具有促進停經後婦女的骨骼健康之潛力。	芝麻、亞麻籽、花椰菜、腰果、奇異果與馬鈴薯等食材都含有木酚素。
香豆雌酚[5]	會抑制蝕骨細胞的活性，減緩骨質流失速度。	綠豆芽、亞麻籽、開心果、杏仁與苜蓿芽等食材都含有香豆雌酚。
薯蕷皂苷元[5]	具有促進停經後婦女的骨骼密度及強度之潛力。	日常可以由山藥獲得薯蕷皂苷元。
GPCS[5]	全名為 gamma-L-glutamyl-trans-S-1-propenyl-L-cysteine sulfoxide，可以抑制蝕骨細胞的活性，減少骨質的流失	日常可以由洋蔥獲得 GPCS。
鈉	高鈉飲食會促使人體的鈣流失，而不利骨骼健康。	麻辣鍋、滷味或拉麵等鈉含量較高的餐點，應稍加忌口。烹調料理時可以使用辣椒、洋蔥、八角或胡椒等辛香料來提味，以減少鹽巴、味精或雞粉等鈉含量較高的調味品。

進階「腸」識

● **腸道菌影響骨骼健康的相關機轉**[1,4]

　　雖然目前的人體研究數量較少，但是已經有不少動物實驗針對腸道菌與骨骼健康之間的關係進行研究，學者認為其中的作用機轉相當多種，以下列舉幾個受到廣泛討論的途徑：

1. 腸道中有益菌所合成的短鏈脂肪酸會影響腸道的 pH 值，使腸道環境有利於人體吸收鈣，進而具有影響骨質健康的能力。

2. 腸道中有益菌所合成的短鏈脂肪酸，能夠調節腸道血清素濃度在適當範圍，以及改善腸道的發炎現象，進而發揮影響骨骼健康的潛力。

3. 腸道菌群穩定可以避免腸道中膽酸代謝異常，進而發揮穩定腸道中 glucagon-like peptide-1（GLP-1）合成的作用。GLP-1 合成量增加會促進甲狀腺 C 細胞（thyroid C-cells）的增生及促進抑鈣素（calcitonin）的分泌，藉此抑制骨質回收（bone resorption）；同時，GLP-1 可以透過促進造骨細胞（osteoblast）增生，並抑制蝕骨細胞（osteoclast）作用，從而減緩骨質流失、促進骨質健康。

4. 腸道菌群失衡會增加腸道細胞的通透性，形成俗稱的「腸漏症」，從而致使大量由腸道菌所合成的內毒素脂多醣（lipopolysaccharide, LPS）進入血液系統，使得骨骼內累積大量的 interleukin（IL）-1、IL -6、cyclooxygenase（COX）-2 和 tumor necrosis factor（TNF）–α 等發炎因子，干擾骨骼正常運作。

參考資料

1. Rizzoli, René. "Nutritional influence on bone: role of gut microbiota." Aging clinical and experimental research (2019): 1-9.

2. Sjögren, Klara, et al. "The gut microbiota regulates bone mass in mice." Journal of bone and mineral research 27.6 (2012): 1357-1367.

3. Holloway, Leah, et al. "Effects of oligofructose-enriched inulin on intestinal absorption of calcium and magnesium and bone turnover markers in postmenopausal women." British Journal of Nutrition. 97.2 (2007): 365-372.

4. Li, Lishan, et al. "Microbial osteoporosis: The interplay between the gut microbiota and bones via host metabolism and immunity." MicrobiologyOpen. 8.8 (2019): e00810.

5. 吳映蓉、翁德志、李芷薇（2019）。天然植物營養素，啟動健康正循環，打造人體最強防護力。臉譜出版社，台灣。

Part 3

日以為「腸」
的飲食建議與食譜

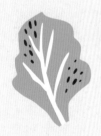

| 3.1 |
吃對第一口
副食品的飲食建議

　　出生六個月後的寶寶，已無法單靠母奶或配方奶來滿足快速成長所需的營養，此時給予寶寶營養健康的副食品，不僅可以繼續幫助成長發育，也可以當做喝奶與吃固體食物的銜接過程，讓寶寶逐步適應成人的飲食習慣。

　　研究發現，出生頭三年以穀物和蔬菜為主要飲食的孩童，其腸道微生物的種類相當豐富，且比習慣使用高油或高糖飲食的寶寶，擁有更高的腸道微生物多樣性。因此，營養師建議從小就讓寶寶習慣以蔬菜、穀物、水果、堅果種子類、大豆等植物性食材為主的飲食，增加寶寶接觸植物性食材中的膳食纖維、植化素與多種營養素，將有助其腸道健康、免疫系統穩定。

　　除了增加寶寶接觸植物性食材的頻率外，父母幫寶寶準備副食品時，還要把握兩大原則：天然的最好與食品安全很重要。寶寶的腎臟仍在發育，製作副食品時，不建議額外添加鹽、糖或味精等調味料，而是以新鮮食材進行烹煮，不僅可以減少腎臟負擔，還能幫助寶寶養成清淡飲食的習慣。

　　此外，為了避免副食品受微生物汙染，導致寶寶腸道菌相失衡、拉肚子或腹痛等，一定要特別留心餐具與食材的衛生安全。首先，購買副食品食材時，應注意食物的新鮮度、外觀、標示、來源及有效日期。買回家後應適當儲存與烹調，若當餐不食用，就盡快存放在冰箱中，並在三天內食用完畢。製備副食品所用的餐具，尤其是砧板、刀具及鍋具，使用完畢應立即清洗乾淨，避免細菌滋生而汙染到下一次製備的食品。把握這些簡單原則，再加上父母的愛，這份副食品會是給孩子最棒且一輩子受用的健康大禮！

南瓜鮭魚菇菇粥

南瓜含有豐富的類胡蘿蔔素、膳食纖維，搭配鮭魚所富含的 omega-3 脂肪酸與菇類豐富的多醣體，可以幫助寶寶的大腦發育與健康，還能促進免疫系統的穩定。這道料理中所含的膳食纖維、omega-3 脂肪酸與多醣體，都是好菌所熱愛的食物，自然有助於增加寶寶腸道內的好菌數量，進而促進寶寶的腸道健康。

食材 ｜

白米 10 公克
南瓜 40 公克
鮭魚 20 公克
鴻禧菇 20 公克

作法 ｜

1. 南瓜洗淨，切小塊備用。
2. 白米洗淨備用。
3. 將南瓜塊與白米放入鍋中，加入 2.5 倍的水，用電鍋或小火煮熟成南瓜粥。
4. 鮭魚洗淨，去魚刺備用；鴻禧菇洗淨，去除根部備用。
5. 將鮭魚與鴻禧菇放入電鍋蒸熟後，把鮭魚及鴻禧菇切成細末。
6. 最後將鮭魚細末及鴻禧菇細末拌入南瓜粥中即可食用。

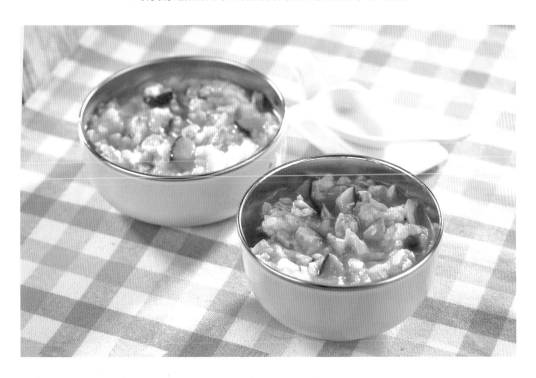

花椰菜黃豆玉米泥

想要穩定的腸道菌相，最重要的就是增加攝取膳食纖維的頻率。本副食品使用了白米與富含膳食纖維及植化素的玉米，比精製的純白米粥，更能提供腸道好菌所愛的營養素。再加上使用黃豆做為優質蛋白質的來源，搭配富含鎂、鈣、葉酸的花椰菜，這道營養滿分的餐點，一定可以為寶寶的腸道健康大加分。

食材 |
白米 10 公克
花椰菜 20 公克
黃豆 10 公克
玉米粒 20 公克

作法 |
1. 白米洗淨放入碗中，加入 40 公克的水。
2. 黃豆洗淨後備用。
3. 將白米與黃豆放入鍋中，外鍋加入 1 杯水蒸熟。
4. 花椰菜洗淨切小塊後汆燙至熟。
5. 將所有食材混合後，打成泥即完成料理。

山藥雞蓉泥

山藥本身口感軟嫩，非常適合做為寶寶副食品的食材；再加上山藥是富含膳食纖維與植化素的全穀雜糧類，比精製的純白米粥更營養，有助於寶寶的腸道菌相穩定。此外，洋蔥不僅可以提供膳食纖維，蒸煮後還能增添香氣，提升料理的甜味，真的是我們天然調味的好朋友！

食材 |
山藥 100 公克
雞里肌肉 50 公克
洋蔥 20 公克

作法 |
1. 山藥洗淨去皮，切塊備用。
2. 洋蔥洗淨去皮，切小塊備用。
3. 雞里肌肉洗淨，切小塊備用。
4. 將所有食材放入電鍋中，外鍋加 1/2 杯水，蒸熟後打成泥即完成。

【營養師小提醒】 由於每位寶寶的健康與成長情況不同，父母在為寶寶準備副食品之前，最好先諮詢醫師或營養師，才能獲得更適合寶寶的客製化飲食建議。

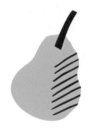

| 3.2 |

改善異位性皮膚炎的飲食建議

異位性皮膚炎其實跟體質有關，也就是說，患者本身的基因與免疫系統已經決定了大部分的命運；這種體質對於環境中的塵蟎、灰塵、寵物毛屑、黴菌、花粉等過敏原特別敏感。

雖然跟先天體質有關，如果能在飲食上稍加用心，還是有改善的空間。以下食物含有某些特定的營養素，可以舒緩發炎症狀，平時可以多攝取：

- 維生素 A 豐富的食物，如動物肝臟、南瓜、胡蘿蔔、菠菜等。
- 維生素 C 豐富的食物，如芭樂、奇異果、香椿、甜椒等。
- 維生素 D 豐富的食物，如沙丁魚、鯖魚、鮭魚、香菇、黑木耳等。
- 維生素 E 豐富的食物，如杏仁果、葵瓜子、小麥胚芽等。
- 鋅含量豐富的食物，如牡蠣、南瓜子、瘦肉等。
- Omega-3 脂肪酸含量較豐富的食物，如鯖魚、秋刀魚、鮭魚、核桃和亞麻仁籽等。

儘管目前學術研究對於使用益生菌做為異位性皮膚炎的治療，尚未有一致性的結論，但在飲食中增加益生菌豐富的食物，如無糖優酪乳、優格等乳製品並沒有壞處，值得一試。我們運用以上食材，設計簡單方便的食譜如下：

彩椒菠菜

菠菜豐富的維生素 A 可以幫助皮膚的修復；甜椒中的維生素 C 亦可提升皮膚組織再生機能。這是一道富含纖維能幫助皮膚修復的蔬食料理。

食材 |

菠菜 100 公克

紅甜椒 50 公克

黃甜椒 50 公克

蒜片少許

鹽少許

胡椒

水適量

作法 |

1. 菠菜洗淨切條；紅、黃甜椒洗淨，去蒂及籽後切絲備用。

2. 蒜頭洗淨，切片備用。

3. 熱鍋倒入適量油燒熱，放入蒜片及紅、黃甜椒絲中火炒香，
再加入菠菜及所有調味料，翻炒至熟即可。

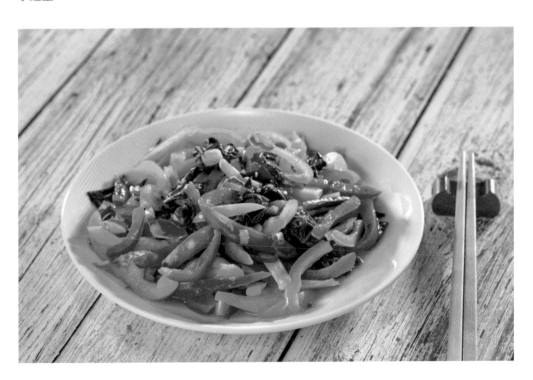

香煎鮭魚佐核桃優格醬

鮭魚、核桃中的 omega-3 脂肪酸可以代謝成抗發炎物質。此外，鮭魚亦富含維生素 D，是協助維持好的腸道菌相組成不可或缺的重要因子。有研究顯示，異位性皮膚炎患者血液中的維生素 D 濃度較一般健康者低，因此鮭魚很適合放入異位性皮膚炎患者的飲食中。這是一道富含優質蛋白，能緩解發炎反應、調整腸道的排餐。

食材 |

鮭魚 1 片

核桃 2 湯匙

無糖優格 1 盒

鹽少許

胡椒少許

檸檬汁少許

作法 |

1. 鮭魚片以檸檬汁、薄鹽、胡椒抹勻，放置約半小時。
2. 將鮭魚放入鍋中煎熟。
3. 將核桃、優格放入食物調理機中攪拌一下，保留核桃的顆粒感。
4. 將核桃優格醬淋在煎好的鮭魚上即完成。

奇異果杏仁優酪乳

優酪乳中的益生菌可透過調節免疫細胞的活性、改變腸道環境、重建腸黏膜屏障等方式，來降低異位性皮膚炎的發生風險；奇異果中的維生素 C 及杏仁果中的維生素 E，都可以緩和發炎反應。這是一杯調理腸道、緩和發炎反應的飲品。

食材 |

綠色奇異果 1 顆

杏仁果 1 湯匙

無糖優酪乳 240 c.c.

作法 |

1. 奇異果洗淨去皮，切塊備用。
2. 將所有食材放入食物調理機中，打勻即可食用。

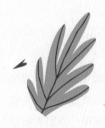

改善多囊性卵巢症候群的飲食建議

　　幾乎每十位女性中就有一位患有多囊性卵巢症候群，雖然目前仍無法確定多囊性卵巢症候群的確切病因，不過隨著科學研究進步，發現調整飲食可以改善多囊性卵巢症候群的症狀。

　　長期高油脂飲食容易增加肥胖問題，也會導致腸道菌相失衡，進而加劇多囊性卵巢症候群的症狀。因此，平常應減少攝食油炸食物、動物內臟、肥肉等高油脂食物的頻率。此外，喜歡吃甜食也容易造成發炎及腸道菌相失衡的情形，所以要盡量遠離甜食。

　　腸道菌失衡與多囊性卵巢症候群患者的代謝異常息息相關，有研究發現，益生菌能調節胰島素分泌、改善空腹血糖與血脂、減少體內發炎現象等。因此，我們平時可攝取無糖優酪乳、優格、韓國泡菜、納豆以補充益生菌；或依照自己的健康需求，選擇合適的市售益生菌來補充好菌。

　　此外，不要忘記多吃一些含有益生質的植物性食材。另外，研究發現，多囊性卵巢症候群患者若補充益生質抗性糊精，不僅有助於舒緩高血糖與高血脂等代謝問題，還能穩定雄性激素濃度，並改善多毛和月經週期不規律的問題。因此，建議患者在飲食中多攝取玉米、小麥等食材，以獲得抗性糊精。

玉米毛豆涼拌泡菜

多囊性卵巢症候群患者最需要纖維質，避免高油脂、甜食。玉米具有抗性糊精，有助於舒緩高血糖與高血脂等代謝問題，還能穩定雄性激素濃度，並改善多毛和月經週期不規律的問題。毛豆含優質蛋白及大豆異黃酮素，可以幫助患者平衡荷爾蒙。韓式泡菜中的益生菌，具有促進患者健康的效果，其潛在效用包含調節胰島素分泌、改善空腹血糖與血脂、減少體內發炎現象。這是一道製作簡單，有助於改善多囊性卵巢症候群的小菜。

食材 |

熟的玉米粒 1 碗

熟的毛豆 1 碗

韓式泡菜 1 碗

作法 |

1. 將韓式泡菜切段備用。

2. 將所有食材拌在一起即可食用。

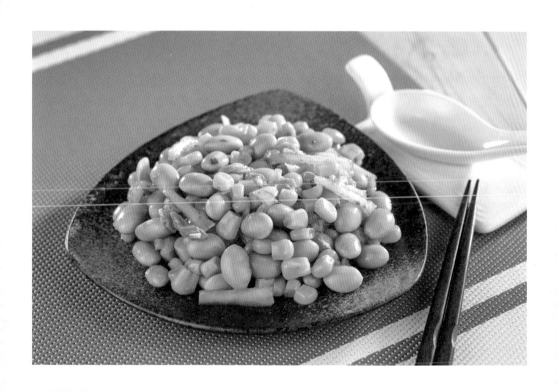

玉米豆漿飲

玉米的功效如前所述,而豆漿含大豆異黃酮素,每天適量飲用有助於平衡體內荷爾蒙,但切記不要私自補充大豆異黃酮素,一定要先跟醫生討論後才攝取。

食材 |
熟的玉米 1/2 碗
豆漿 250 c.c.

作法 |
1. 將玉米與豆漿放入食物調理機中,打勻即完成。

納豆拌酪梨

推薦患有多囊性卵巢症候群的人,將納豆放入飲食計畫中;納豆是由黃豆發酵而來,而黃豆含有的大豆異黃酮素,可以幫助患者平衡荷爾蒙。在發酵過程中也會產生許多具有促進患者健康效果的成分,其潛在效用包含調節胰島素分泌、改善空腹血糖與血脂、減少體內發炎現象。酪梨富含好的油脂,能預防心血管疾病。這是一道製作簡單的配飯小菜。

食材 |
酪梨 1/2 顆
納豆 1 盒
醬油少許

作法 |
1. 將酪梨洗淨去皮,切丁備用。
2. 把酪梨、納豆放入碗中,加入少許醬油即可食用。

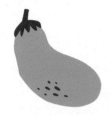

| 3.4 |

抗過敏的飲食建議

　　容易過敏的人，必須仔細觀察自己吃什麼食物容易過敏，因為會引起每個人過敏的食物並不相同。目前比較容易引起過敏的食物約有十一項，例如甲殼類、芒果、花生、牛奶、羊奶、蛋、芝麻、含麩質的穀物、大豆、魚類、食品添加物等，及其製成品目前都被列為高過敏原的食物。

　　日常飲食其實並不需要將以上十一種食物完全去除，在飲食計畫中多放入一些抗過敏食材，也是一種改善過敏的方式。以下食材有抗過敏的飲食元素，可以多加利用：

- 富含益生菌的食材：無糖優酪乳、優格、韓式泡菜、納豆。
- 富含 omega-3 脂肪酸的食材：鯖魚、鮭魚、亞麻仁籽、核桃等。
- 富含槲皮素的食材：蘋果、櫻桃、藍莓、蔓越莓、洋蔥、花椰菜等。
- 富含前花青素的食材：紫葡萄、蔓越莓、藍莓等。
- 富含兒茶素的食材：柿子、蔓越莓、蘋果、綠茶等。
- 富含木犀草素的食材：芹菜、西洋芹、高麗菜、菠菜、萵苣、甜椒等。
- 富含鎂的食材：葵瓜子、南瓜子等。
- 富含維生素 C 的食材：芭樂、木瓜等。

優格綜合蔬果核桃沙拉

蘋果的槲皮素和兒茶素、藍莓的前花青素、西洋芹和萵苣的木犀草素、芭樂的維生素 C，都是抗過敏的飲食元素，而且食材所含的纖維素和植化素都是很好的益生質。核桃中的 omega-3 脂肪酸有抗發炎的功能，也是優良的益生質，再配上優格中的益生菌，能讓腸道的菌相健康，進而調節過敏現象，是一道製作簡單的抗過敏沙拉。

食材 |

蘋果 1/2 顆　　芭樂 1/2 顆

藍莓 1/2 碗　　西洋芹 1 根

萵苣 2 片　　　無糖優格 1 盒

核桃 1/2 碗

作法 |

1. 將蘋果（帶皮）、芭樂、西洋芹、萵苣洗淨，切丁備用。

2. 藍莓洗淨備用。

3. 把 1 的所有食材攪拌一下後淋上優格，最後再灑上藍莓和核桃即可食用。

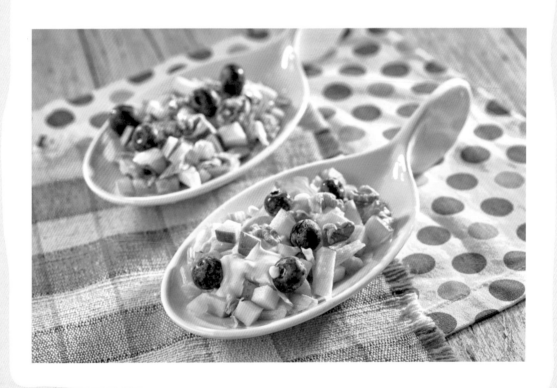

蘋果洋蔥鮭魚捲

洋蔥和蘋果都富含槲皮素，是很好的抗過敏食材。鮭魚中的 omega-3 脂肪酸有抗發炎的功能，而且能維持免疫系統正常。這是一道抗過敏的清爽前菜。

食材｜
蘋果 1/2 個
洋蔥 1/2 個
萵苣 4 片
煙燻鮭魚 4 片
檸檬少許

作法｜
1. 將蘋果、洋蔥洗淨，切絲備用。
2. 萵苣洗淨備用。
3. 將蘋果絲、洋蔥絲、煙燻鮭魚片鋪在萵苣上，淋上檸檬汁後捲起來即可食用。

芹香高麗菜

過敏的人多吃一些蔬菜，以獲得豐富的纖維，才能讓腸道好菌長得健康，進而調整過敏體質。高麗菜、芹菜除了纖維豐富，也富含木犀草素，可以抗過敏。這是一道容易烹調的抗過敏家常菜。

食材｜
高麗菜 1/4 個
芹菜 2 根
紅蘿蔔 1/2 根
大蒜適量
鹽少許
油適量

作法｜
1. 將所有食材洗淨後，高麗菜切片、芹菜切段、紅蘿蔔切絲備用。
2. 熱油爆香蒜片後加入紅蘿蔔。
3. 稍微翻炒後，加入高麗菜炒香。
4. 蓋上鍋蓋悶 1 分鐘，讓高麗菜軟化。
5. 接著加入芹菜再翻炒一下。
6. 蓋上鍋蓋悶 1 分鐘，讓芹菜軟化。
7. 加入少許鹽，拌炒一下即可食用。

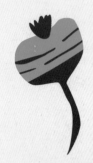

| 3.5 |
六大類食物均衡的飲食建議

　　我們要有健康的身體，每天飲食要規律，多吃原態食物，少吃加工食品，而且每餐要飲食「均衡」。而均衡指的是什麼呢？所謂飲食均衡，就是六大類的食材都要攝取，包括蔬菜類（包含菇類、藻類）、豆魚蛋肉類、全穀雜糧類、水果類、乳品類、堅果種子類。而每一大類食物的分量，可以參考國民健康署公告的「我的餐盤六口訣」，就能達到均衡（請參見 2.5）。

　　我們根據以上飲食原則設計三種套餐，讓大家了解餐餐飲食均衡其實並不困難。

套餐一：玉米糙米飯＋烤鯖魚＋日式佃煮＋香蕉堅果優酪乳

● 玉米糙米飯

食材 |

蔬菜類：青江菜 20 公克
全穀雜糧類：糙米 150 公克
　　　　　　玉米 50 公克

作法 |

1. 青江菜燙熟，切細備用，並將飯煮熟。
2. 將玉米粒、青江菜拌入糙米飯中。

● 烤鯖魚

食材 |

豆魚蛋肉類：鯖魚 50 公克

作法 |

1. 鯖魚抹上薄鹽，放入烤箱或氣炸鍋以 200℃ 烤 10 分鐘。

● 日式佃煮

食材 |

蔬菜類：紅蘿蔔 20 公克、白蘿蔔 30 公克
海帶 30 公克、蔥 1 支
柴魚醬油、冰糖少許

作法 |

1. 將紅蘿蔔、白蘿蔔切塊，海帶、蔥切段備用。
2. 將以上食材放入鍋中，倒入一些柴魚醬油、水、
　 冰糖，滷 30 分鐘。

● 香蕉堅果優酪乳

食材 |

水果類：香蕉 1/2 根
乳品類：無糖優酪乳 240 c.c.
堅果種子類：核桃 15 公克

作法 |

1. 將香蕉、核桃、優酪乳倒入食物調理機中，攪拌
　 均勻。

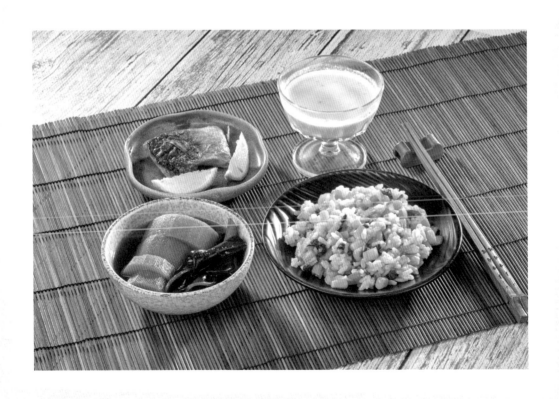

套餐二：日式鮭魚茶泡飯＋奇異果優酪乳

●日式鮭魚茶泡飯

食材 |

蔬菜類：青江菜 50 公克
　　　　昆布 50 公克
　　　　海苔 1 片
豆魚蛋肉類：鮭魚 30 公克
　　　　　　蛋皮 30 公克
　　　　　　毛豆 30 公克
　　　　　　柴魚 1 碗
全穀雜糧類：糙米飯 200 公克

作法 |

1. 將柴魚、昆布加入 1000 c.c. 的水中熬煮約 15 分鐘，最後加入一點昆布醬油調味。
2. 蛋皮煎好，切絲備用。
3. 鮭魚抹上薄鹽，放入氣炸鍋或烤箱以 200℃ 烤 10 分鐘，取出後把刺去掉，將鮭魚肉撕成細絲。
4. 毛豆燙熟、青江菜汆燙後切細備用。
5. 把青江菜拌入飯中，接著把蛋皮、鮭魚肉、毛豆、海苔鋪在飯上，再淋上昆布高湯。

●奇異果優酪乳

食材 |

水果類：奇異果 1 顆
乳品類：無糖優酪乳 240 c.c.
堅果種子類：南瓜子 10 公克

作法 |

1. 奇異果對切，用湯匙挖出果肉。
2. 將奇異果肉與優酪乳、南瓜子一起放入果汁機中打勻。

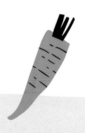

套餐三：香烤雞排菜飯＋蔬果優酪乳

● 香烤雞排菜飯

食材｜

蔬菜類：青江菜 40 公克
　　　　紅蘿蔔 30 公克
豆魚蛋肉類：雞胸肉 50 公克
全穀雜糧類：糙米飯 150 公克
　　　　　　玉米 50 公克
米酒、大蒜、醬油、胡椒、糖

作法｜

1. 雞胸肉用一些米酒、大蒜、醬油、胡椒、少許糖醃 1 小時後，放入氣炸鍋或烤箱，180℃ 烤 10 分鐘。
2. 將青江菜、紅蘿蔔煮熟後，青江菜切絲、紅蘿蔔切丁備用。
3. 將 2 的食材與玉米粒倒入糙米飯中拌勻，盛盤後即完成。

● 蔬果優酪乳

食材｜

蔬菜類：花椰菜 30 公克
水果類：奇異果 1 顆
　　　　鳳梨 20 公克
乳品類：無糖優酪乳 240 c.c.
堅果種子類：黑芝麻 5 公克

作法｜

1. 花椰菜燙好，切細後備用。
2. 奇異果、鳳梨洗好切好備用。
3. 將以上蔬果和黑芝麻、優酪乳一起倒入果汁機中，攪勻即可。

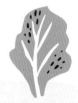

| 3.6 |
打擊壞菌的減鹽飲食建議

　　大家知道吃太鹹會引起高血壓，卻不曉得高鹽飲食竟然會養出一肚子的壞菌。雖然目前還無法確知腸道菌如何影響血壓，不過學者推測高血壓患者的腸道菌相失衡後，會改變腸道菌代謝物的濃度與發炎現象，而影響血壓的調節，因此減鹽在控制高血壓上是非常重要的飲食原則。我們可以多利用如咖哩、大蒜、洋蔥、九層塔、迷迭香等天然食材與辛香料來減少鹽的用量。

　　得舒飲食非常適合高血壓患者，透過攝取大量的植物性食材來獲得鉀、鎂、膳食纖維與植化素，以穩定血壓；此外，減少飽和脂肪酸的攝取，更能有效促進我們的健康（請參見 2.6）。

　　飲食太鹹會使腸道好菌數量下降，我們在減鹽的同時可以考慮補充益生菌，如無糖優格、優酪乳。另外，橄欖中的酚類化合物可以透過調控腸道菌代謝，使人體血液中協助血管擴張的短鏈脂肪酸濃度上升，而具有維持血壓穩定的作用。大家也可以趁產季時選購新鮮橄欖，利用橄欖來提升菜餚的風味與營養。

蒜香洋蔥炒蘑菇佐九層塔

這是利用食材天然滋味組成的炒時蔬，完全不用放任何調味料即可達到美味的目的，而且吃大量的蔬菜可以獲取足量的鉀、鎂、膳食纖維與植化素，以穩定血壓。

食材 │
大蒜 2 瓣
洋蔥 1/2 個
蘑菇 2 碗
九層塔 1 碗

作法 │
1. 將大蒜、蘑菇洗淨，切片備用。
2. 洋蔥洗淨，切塊備用。
3. 九層塔洗淨備用。
4. 熱鍋入油，將大蒜炒香，再放入洋蔥續炒至金黃色。
5. 加蘑菇拌炒，最後再放入九層塔拌炒一下即完成。

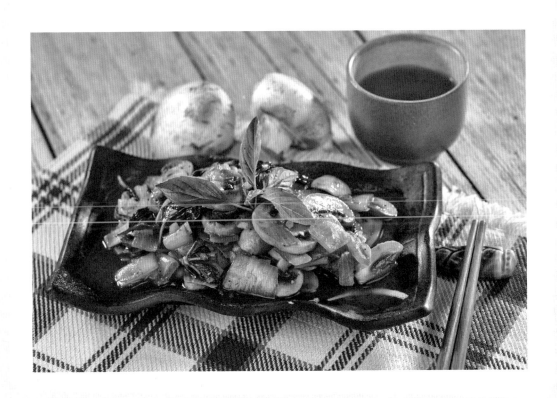

綜合蔬果優格沙拉

這是一道完全不放鹽的沙拉，我們運用蘿蔓葉、藍莓、草莓中的纖維及多酚類做為益生質，讓希臘優格中的益生菌能在腸道中長得更好，增加腸內好菌，穩定血壓。

食材 |

蘿蔓葉 1/2 包

藍莓 1/2 碗

草莓 1/2 碗

核桃 1/2 碗

希臘優格 1 碗

作法 |

1. 將蘿蔓葉洗淨，切塊備用。

2. 藍莓、草莓洗淨備用。

3. 將蘿蔓葉、草莓、藍莓攪拌一下，淋上希臘優格，再灑上核桃即完成。

橄欖玉米番茄盅

橄欖的酚類化合物，可以調控腸道菌而具有穩定血壓的作用。這道點心有黑橄欖提供酚類化合物做為益生質，讓優格中的益生菌長得更好。此外，玉米及番茄充滿纖維素及植化素，有助於腸道好菌的生長，進而調整血壓。這道點心也是運用天然食材的風味，完全不加任何調味料來達到減鹽的效果。

食材 |

大番茄 2 顆

甜玉米 1/2 碗

黑橄欖 4 顆

無糖優格 1/2 碗

薄荷葉數片

作法 |

1. 將大番茄洗淨後，從蒂部切開一個孔備用。

2. 黑橄欖切片備用。

3. 將優格、甜玉米、黑橄欖片塞入番茄中，最後放上兩片薄荷葉裝飾即完成。

| 3.7 |

保護牙齒健康的飲食建議

　　大家一定沒有想過，牙齒的健康攸關全身的健康，包括孩童的乳糜瀉、自閉症、類過敏性紫斑、急性闌尾炎、發炎性腸道疾病或阻塞性睡眠呼吸中止症等。甚至學者發現，口腔菌狀況與成人的肥胖、糖尿病、肝癌、肝硬化、大腸癌、胰臟癌與類風濕性關節炎、失智症等全身性健康問題息息相關。

　　除了注意口腔的清潔之外，正確的飲食也可以維護口腔與牙齒的健康。首先必須避免傷害牙齒的飲食習慣，如少吃甜食及黏牙的食物，食用酸性食物後要多喝水來稀釋酸度，咖啡和酒精也會引起口腔唾液變少，降低對口腔的保護，因此必須適量飲用。此外，還要戒掉咬冰塊的習慣。

　　我們應多吃一些能保護口腔的食物，如綠茶可以抑制口腔中壞菌的生長，無糖綠茶是好的選擇。植物性食材的多酚類亦可抑制口腔內致病菌的生長。此外，建議在飲食中增加乳品類及其製品，來鞏固牙齒的健康。

番茄莧菜豆腐湯

這是一道高鈣的湯品，莧菜和板豆腐都是高鈣的食材，能提供牙齒的鈣質需求。另外，在豆腐的選擇上，記得要選擇板豆腐而不是嫩豆腐，因為，板豆腐的鈣質較高。這道湯品也適合牙口不好的銀髮族。

食材 |

大番茄 1 顆
莧菜 1/2 把
板豆腐 2 塊
蔥花適量
昆布醬油適量
白胡椒適量

作法 |

1. 板豆腐、大番茄洗淨，切塊備用。
2. 莧菜洗淨，切段備用。
3. 水滾後先加入昆布醬油、板豆腐、大番茄煮滾一下，再放入莧菜煮熟。
4. 最後灑上蔥花、白胡椒即完成。

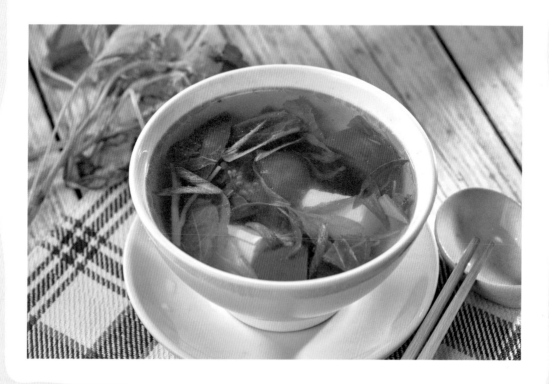

薄荷綠茶飲

這是一杯清涼舒心的茶品，薄荷和綠茶所含的多酚類，可以抑制口腔內致病菌的生長，並能舒緩口腔發炎的問題，可謂天然對抗口腔致病菌的絕佳候選者。這一杯茶飲，可以用來漱口，也可以直接飲用，是護牙的常備飲品。

食材 |

綠茶葉適量

薄荷葉數片

作法 |

1. 綠茶葉、薄荷葉洗淨備用。

2. 將茶葉以熱水沖泡，製作出茶湯後取出茶葉。

3. 等茶湯降溫後，放入薄荷葉。

蔬菜雞蛋牛奶煎餅

雞蛋是蛋白質很好的來源，牛奶提供豐富的鈣質，都是建構牙齒不可缺乏的營養素。這道製作簡單的餐點，非常適合當牙口不好的幼兒及銀髮族的早餐或點心。

食材 |

雞蛋 2 顆

牛奶 400 c.c.

中筋麵粉 250 公克

花椰菜 1 碗

胡蘿蔔 1/3 條

鹽適量

作法 |

1. 花椰菜、胡蘿蔔洗淨，切成小碎丁備用。

2. 將麵粉放於大碗中，加入雞蛋、牛奶攪拌成麵糊。

3. 再加入花椰菜、胡蘿蔔碎丁及適量的鹽，繼續攪拌。

4. 煎鍋中倒入適當的油，油熱後轉小火，放入麵糊煎至金黃色後即可食用。

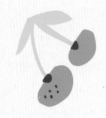

| 3.8 |
改善貧血的飲食建議

　　貧血的原因非常複雜，必須先請醫師協助查明原因後，才能進行有效的飲食調整。如果是身體因為出血而造成貧血，要先找出出血原因進行止血，否則單靠飲食調整功效不大。

　　醫生評估後若是因為缺鐵而造成貧血，就可以從飲食著手，多補充含鐵的食物，如海產類（文蛤、章魚、蚵仔等）、動物肝臟或紅肉，植物性的莧菜、紅鳳菜、紫菜、紅豆等，都是鐵質含量豐富的食材，可以多放入飲食計畫中。此外，維生素 C 能促進鐵質的吸收，餐後可吃新鮮當季的水果，如芭樂、柑橘類、奇異果等。

　　若是因為缺少維生素 B12，可以多吃一些動物性食物，如肉類、魚類等；素食者則可以吃一些乾燥的海藻如海苔，但有時人體對植物性來源的維生素 B12 吸收較差，必要時應服用維生素 B12 補充劑。

　　葉酸也是製造血球的必需營養素，平時應多攝取深綠色蔬菜、動物肝臟、黃豆等。維生素 B6 也是輔助血紅素形成的重要營養素，全穀類、魚類、肉類、蔬菜或水果中就具有維生素 B6。

　　可能很多人不知道，腸道中的好菌是合成維生素 B12 的重要推手，而有些益生菌的確有增加腸道吸收鐵質的功能，從已發表文獻可知腸道微生物能夠影響體內各種血球的分化與成熟、穩定免疫系統與協助造血營養素的合成。因此，可在飲食計畫中多吃一些無糖優酪乳、優格、韓式泡菜等。

柳橙葡萄乾菠菜沙拉

葡萄乾及菠菜都是含鐵量很高的蔬果，再加上柳橙豐富的維生素 C 可促進鐵質吸收。優格中的益生菌亦有增加腸道吸收鐵質的功能。這是一道對缺鐵性貧血者很好的沙拉。

食材 |

菠菜 100 公克

葡萄乾 1 大匙

柳橙 2 顆

無糖優格 1 杯

作法 |

1. 菠菜洗淨，切段備用。

2. 挖出柳橙的果肉，切丁備用。

3. 最後將葡萄乾、柳橙丁灑在菠菜上，淋上優格即可食用。

小魚干紅莧菜

紅莧菜含的鐵質是菠菜的 4 倍，而且沒有草酸的干擾，鐵質更容易吸收，因此，紅莧菜是素食者可選擇的補血食物。小魚干也含有豐富的鐵質，這是一道非常優秀的補血菜餚。

食材｜

紅莧菜 400 公克

小魚干 50 公克

嫩薑 1/3 個

鹽、胡椒少許

橄欖油 1/2 大匙

作法｜

1. 紅莧菜洗淨後切段、嫩薑洗淨後切絲備用。

2. 在鍋中放入 1/2 碗水，煮滾後將小魚干、薑絲放入滾煮一下。

3. 倒入紅莧菜翻炒至軟化後，再加入橄欖油拌一下。

4. 加入少許鹽、胡椒調味即可食用。

紫菜牡蠣湯

紫菜所含的鐵質，在蔬菜中算數一數二地豐富，再加上牡蠣所含的鐵質量也相當高，這是一道補血的極佳湯品。

食材｜

牡蠣 1 碗

嫩薑 1/2 個

紫菜 2 大片

鹽、香油少許

作法｜

1. 牡蠣洗淨瀝乾後備用。

2. 嫩薑去皮，切絲備用。

3. 紫菜撕成碎片備用。

4. 500 c.c. 的水入鍋，加入薑絲滾煮約 5 分鐘。

5. 放入牡蠣滾煮至熟透，加入紫菜、鹽、香油調味即可食用。

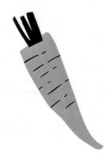

| 3.9 |
減糖的飲食建議

　　糖具有影響腸道菌的能力，透過腸－腦軸將信號送到大腦促進我們對甜食的偏好，並刺激大腦產生對於這些食物的渴望。所以，我們越吃甜食會越想吃更多的甜食。少吃精緻糖不只可促進腸－腦軸功能健康，食慾也能得到控制，體重也會減輕。

　　精緻糖對腸－腦軸的影響還延伸至腦部的記憶力。所以，我們要學習減糖小技巧，善用一些會釋放甜味的天然食材，減少精緻糖類的攝取，是打破一直想吃甜食的惡性循環的重要關鍵。以下是不加任何糖就能有幸福甜味的美味料理：

芒果百香果優酪乳

我們應該善用水果天然的甜味與香氣來取代精緻糖，一般人會覺得無糖優酪乳太酸，但水果的天然甜味與優酪乳結合，就會提升無糖優酪乳的風味。優酪乳本身是提供腸道好菌的最佳飲品，再加上芒果、百香果豐富的纖維是益生質的來源，可以讓腸道好菌長得更好。基本上，我們可以善用各種當季的水果和無糖優酪乳一起調製飲品。優酪乳除了可以提供好菌，也是蛋白質、鈣質良好的來源。有乳糖不耐症的朋友，優酪乳更是好的選擇。這是一杯風味絕佳又顧腸道的飲品。

食材	作法
芒果果肉 1/2 碗	1. 芒果洗淨去皮，切塊備用。
百香果 1 顆	2. 百香果洗淨，對切挖出果肉備用。
無糖優酪乳 1 瓶	3. 將芒果、百香果、無糖優酪乳放入食物調理機中打勻即可食用。

高麗菜絲瓜蛤蜊

高麗菜、絲瓜、紅蘿蔔的天然甜味，經過熬煮釋放出來，再與蛤蜊的鹹味碰撞出渾然天成的鮮美滋味，可以完全不放任何調味料。除此之外，高麗菜、絲瓜、紅蘿蔔含有豐富的膳食纖維及植化素，是優秀的益生質，也是腸道好菌的好食物。這是一道善用蔬菜甜味的整腸美味料理。

食材 |

絲瓜 1 條
高麗菜 1/4 顆
紅蘿蔔 1/3 條
蛤蜊 1/2 斤
麵線 1 把
蔥 2 支

作法 |

1. 高麗菜洗淨，切片備用。
2. 絲瓜洗淨去皮，切片備用。
3. 紅蘿蔔洗淨去皮，切絲備用。
4. 蔥洗淨，切段備用。
5. 蛤蜊吐沙備用。
6. 先將蔥入鍋炒香，接著放高麗菜、絲瓜、紅蘿蔔，炒到食材熟軟。

7. 加水蓋過食材 2 倍高度，先用大火滾煮後轉小火，讓蔬菜甜味釋放至湯汁中。
8. 再轉大火放入蛤蜊，蛤蜊開口後即完成。不需要放任何調味料。也可以放入煮好的麵線，就是一道好吃的高麗菜絲瓜蛤蜊麵線。

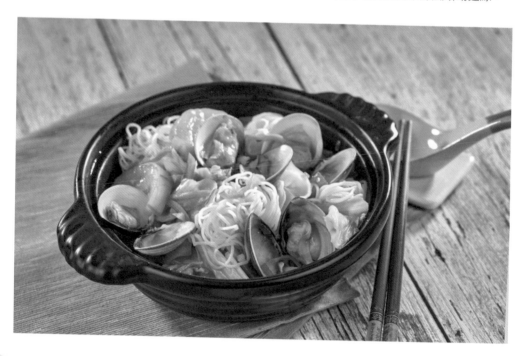

醬燒洋蔥排骨

這是一道完全利用食材天然甜味的紅燒料理。洋蔥是釋放天然甜味最好的蔬菜，而且洋蔥有豐富的槲皮素，是很好的抗氧化劑，洋蔥中的寡醣也是很好的益生質。奇異果天然的奇異酵素可以軟化排骨的蛋白質，而且奇異果的纖維素也是優良的益生質。蘋果也是釋放天然甜味的好食材，蘋果中的果膠也是益生質。這是一道具有豐富蛋白質、益生質且完全不加糖的紅燒料理。

食材	作法
排骨 1/2 斤	1. 將排骨洗淨備用。
洋蔥 2 顆	2. 奇異果打成泥拌入排骨，並加入醬油、白胡椒按摩一下，醃製約 2 小時。
奇異果 2 顆	3. 洋蔥洗淨，切塊備用。
中型蘋果 1 顆	4. 蘋果洗淨，切丁備用。
蔥 2 支	5. 將洋蔥塊放入鍋中拌炒，加點水至洋蔥軟爛。
醬油 2 湯匙	6. 把醃製的排骨、蘋果倒入鍋中，翻炒一下，加水蓋過所有食材。
白胡椒少許	7. 煮滾後轉小火慢燉，直到排骨軟爛入味即可食用。
水 2 碗	

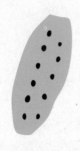

| 3.10 |
幫助學習的飲食建議

　　小朋友如果上課常常分心，可能與注意力不足過動症有關，這可能是遺傳、過敏或難產造成的腦傷，導致孩童大腦的神經傳導物質分泌異常，影響大腦對於衝動的抑制能力，使孩子出現無法專注、過動與衝動等狀況。

　　這種情形有可能是腦部中的 GABA 濃度太低造成的，因為 GABA 能幫助我們忽略一些不重要的訊息，而進入精神集中的狀態。GABA 的濃度低和不正確的飲食有關，由於 GABA 的合成需要麩醯胺酸、菸鹼素、維生素 B6 等營養素，若飲食中缺乏這些營養素，就容易造成注意力不集中。

　　我們可以藉由飲食來改變一些狀況。盡量避免容易導致過敏的食物，如雞蛋、海鮮、奶類、堅果種子類、芒果、小麥等。油炸物及精緻甜食也要少吃。

　　有研究指出，過動症兒童普遍有體內鐵儲存量不足的缺鐵現象，可以多吃牛肉、豬肝、黑豆、深色蔬菜與未精製穀類、黑芝麻來補充鐵質。近來也發現，補充益生菌可以幫助我們腸道清除壞菌、抗發炎，使腸道神經系統與免疫系統運作順暢，而減少腦部的異常干擾訊號，進而發揮減緩過動症症狀的潛力，日常生活中不妨從無糖優酪乳、優格、韓國泡菜、納豆來獲得益生菌。

香烤牛肉佐奇異果優格醬

研究發現，過動症兒童普遍有體內鐵儲存量不足的缺鐵現象，牛肉則是鐵質豐富的的食材。此外，牛肉也能提供麩醯胺酸，是合成 GABA 的重要原料。優格中的益生菌對減緩過動現象有幫助，奇異果、番茄、洋蔥的益生質則有助於腸道好菌的生長。這是一道有益學習的美味料理。

食材｜

無骨牛小排 1 包
黃色奇異果 1 顆
番茄 1/2 顆
洋蔥適量
無糖優格 1 杯
海鹽適量
義式香料適量

作法｜

1. 將無骨牛小排洗淨切塊，抹上一些海鹽及義式香料，放入冰箱約醃 30 分鐘。
2. 將奇異果、番茄、洋蔥切丁，拌於優格中，製成蔬果優格醬。
3. 將醃製好的牛小排放入烤箱，烤到八分熟後淋上蔬果優格醬即可食用。

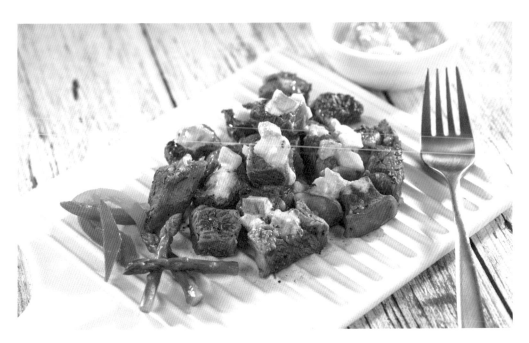

香菇黃豆糙米燉飯

糙米、黃豆、香菇三種食材都是低 GI 的食物，可以避免飯後血糖激升導致腦訊號異常。糙米與黃豆含有豐富的麩醯胺酸，是合成 GABA 的重要原料，同時富含維生素 B6，也是合成 GABA 不可或缺的營養素。此外，糙米還具有高量的菸鹼素，能提升注意力；香菇除了提味以外，也是提供菸鹼素的來源。這道主食由穀類、豆類組成「完全蛋白」，再加上香菇，是健康與美味兼具且有助於學習的好佳餚。

食材 |

糙米 1 碗
黃豆 1/2 碗
香菇 2 朵
醬油、米酒適量
果寡糖適量

作法 |

1. 將糙米、黃豆、香菇泡軟，接著將香菇切成細絲。
2. 將香菇絲放入油鍋中，加少許醬油、米酒、果寡糖炒香後備用。
3. 將糙米、黃豆、香菇放入電鍋中，以一般烹煮米飯的方式蒸熟。

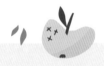

白芝麻納豆地瓜蔬菜捲

地瓜是很好的低 GI 主食；納豆同時富有合成 GABA 的必備營養素麩醯胺酸及維生素 B6，此外，納豆的益生菌可提供腸道好菌；果寡糖更是優良的益生質，可幫助好菌生長。而白芝麻也含有麩醯胺酸及菸鹼素，更能增加 GABA 合成的功效。低升糖指數飲食有助於注意力集中，這是一道有助於學習，低 GI 主食搭配蛋白質、蔬菜的簡易點心。

食材 |

地瓜 1 小條
納豆 2 湯匙
白芝麻 1 湯匙
果寡糖適量
萵苣葉 3 片

作法 |

1. 地瓜切成小塊，放入電鍋中蒸熟。
2. 將納豆沾上少許的果寡糖，與地瓜丁鋪在萵苣葉上，灑上白芝麻後捲起即可食用。

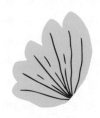

| 3.11 |
抗痘的飲食建議

　　青春痘的產生，主要是因為體內荷爾蒙失去平衡，導致皮膚油脂分泌旺盛，阻塞了毛囊與皮脂腺。當熬夜、睡眠不足、壓力大或情緒不安時，我們身體的荷爾蒙就會產生波動，影響皮膚油脂的分泌量，皮膚因此容易產生嚴重的發炎反應，導致青春痘更加嚴重。

　　最適合的抗痘飲食就是低 GI 飲食。遠離精緻的糖分是重要關鍵，而且每一餐都需要有充足的纖維，可以從蔬菜、菇類、藻類等中取得，先吃具纖維的食物，也是降低 GI 值的飲食小技巧。此外，主食選擇全穀類，如糙米飯、五穀飯、地瓜等，可以增加纖維量，充足的纖維則有助於腸道菌相的維持。當然，我們也可以額外攝取含益生菌的食物，如無糖優酪乳、優格、納豆、韓式泡菜等，增加腸道好菌，對抗痘也非常有幫助。

　　此外，可以多攝取富含 omega-3 脂肪酸的食物，如鮭魚、鯖魚與秋刀魚等，增加體內抗發炎物質的合成，增強身體抗痘的力量。

舞菇地瓜糙米炊飯

青春痘患者的主食，要盡量遵守高纖維、低 GI 的原則，把白米換成糙米，再加入高纖維的舞菇增添口感。地瓜本身除了纖維高之外，豐富的維生素 A 也能幫助皮膚癒合，而且地瓜香甜綿密，能綜合糙米較硬的口感。這是一道抗痘主食。

食材	作法
糙米 2 杯	1. 糙米洗淨後，泡水 30 分鐘備用。
地瓜 1/2 條	2. 地瓜去皮，切小丁備用。
舞菇 1 顆	3. 舞菇洗淨，切約 2 公分長備用。
白芝麻少許	4. 將瀝乾的糙米放入電子鍋中，鋪上地瓜丁、舞菇，最後倒入水、日
日式醬油 2 湯匙	式醬油炊煮。
水 1.5 杯	5. 飯煮熟後，灑上白芝麻即可食用。

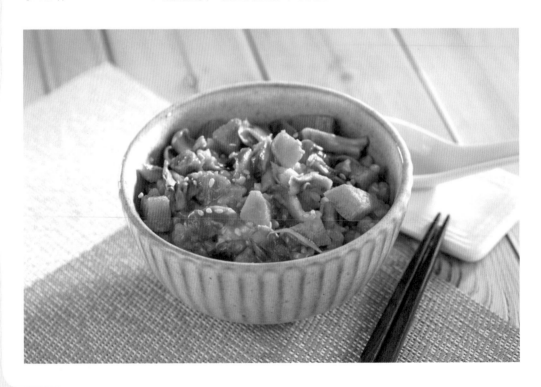

韓式泡菜洋蔥燉鯖魚

鯖魚豐富的 omega-3 脂肪酸可以降低體內發炎反應，改善青春痘症狀。抗痘時把腸道好菌顧好很重要，洋蔥富含的寡醣是一種益生質，也就是腸道好菌喜歡吃的食物；韓式泡菜含有大量的乳酸菌，也是我們補充好菌的食材來源，但為了不讓太多乳酸菌在烹煮過程中失去活性，所以最後才拌入，和傳統的煮法不太一樣。這是一道抗發炎又補充腸道好菌的魚料理。

食材 |

鯖魚 2 條
韓式泡菜 1 碗
洋蔥 1.5 顆
青蔥 2 根
日式醬油 3 湯匙
米酒 5 湯匙
水 3 碗

作法 |

1. 鯖魚去頭尾、內臟後切段備用。
2. 洋蔥洗淨切片，青蔥洗淨切段備用。
3. 先將兩碗水及洋蔥放入鍋中，開中火將洋蔥煮爛逼出甜味後，再放入鯖魚、蔥段，最後倒入日式醬油、米酒，加些水蓋過食材，先用大火煮滾後轉小火慢燉，燉到魚熟入味後，再拌入韓式泡菜即完成。

苦瓜蔓越莓優格沙拉

苦瓜含有的苦瓜苷能抗發炎，緩和皮膚發炎症狀。越來越多的研究發現，皮膚與腸道這兩個器官常常「裡應外合」，腸道若維持良好的菌相，對抗痘很有幫助，因此，我們可以藉由優格中的益生菌來補充腸道的好菌。蔓越莓富含的槲皮素、山奈酚、花青素、前花青素等植化素，都是超級抗氧化劑，能幫助緩和腸道和皮膚的發炎反應，而且蔓越莓乾的天然酸甜味可以中和苦瓜的苦味。這是一道調理腸道抗發炎的抗痘沙拉。

食材 |

山苦瓜 1 條
蔓越莓乾 1/2 碗
無糖優格 1 盒

作法 |

1. 苦瓜去籽去膜後，用刨刀削成薄片放在冰開水裡冰鎮，除了能得到爽脆口感，還能去除苦味。
2. 將冰鎮完的苦瓜盛盤，淋上優格，最後灑上蔓越莓乾即可食用。

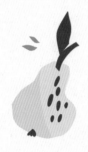

| 3.12 |
抗疲勞的飲食建議

你是否經常哈欠整天打不停，怎麼睡都睡不飽，全身疲累不堪？做什麼事都提不起勁，總是無精打采，過去精力旺盛的情況不再？是老了嗎？這正常嗎？當你有以上現象時，可能是因為飲食錯誤而導致缺鐵，使得身體含氧量不夠而哈欠連連，或者是因為營養素不夠，讓腦部「不會累」的神經傳導物質如正腎上腺素、腎上腺素或苯乙胺合成量不足，而產生疲勞感。

沒有吃早餐有可能是讓我們一整天疲累的主要原因，根據許多研究發現，如果跳過早餐，即使午、晚餐吃得再豐盛，都無法補足一整天所需要的營養素。經過一個夜晚，身體的能量及各種營養素都慢慢耗盡，早上若不再好好進食加油，身體如何能精力旺盛地運轉？我們必須從均衡的早餐得到這些營養素，才能一早就活力滿滿！

此外，有人習慣一邊吃早餐一邊喝咖啡，感覺浪漫得不得了。但偶爾為之可以，如果養成這種習慣，小心體內鐵質的吸收會受影響，因為鐵質是人體內運送氧氣到各個組織的重要元素。若鐵質不夠，我們會覺得氧氣不足，就會想拚命打哈欠來得到氧氣，而且容易感到倦怠。

除了鐵以外，銅等礦物質也是製造抗疲勞神經傳導物質的重要物質，若在吃飯時喝咖啡、茶也會影響銅的吸收，所以建議飯後一小時再喝咖啡或茶。選對時間喝咖啡其實很重要，近年研究還發現，經常飲用咖啡的人，擁有較健康的腸道生態。如果要喝咖啡最好在早上吃完早餐後一小時，因為這個時候喝咖啡較不會阻礙身體多數的礦物質吸收；除此之外，也建議下午 3 點之後最好就不要再喝咖

啡了。

　　不但早餐非常重要，午餐吃得對不對，也會影響身體的疲累程度。如果午餐大部分只有碳水化合物，很容易讓腦部的血清素快速增加，整個腦部處於放鬆狀態，容易想睡覺。所以午餐吃得不對，整個下午都會精神不濟，因此要想辦法吃個「均衡」的午餐。此外，每日飲水量不足時，身體產生的廢物不容易排出，也會造成疲累。有研究發現補充益生菌，可以改善慢性疲勞患者的睡眠品質、認知功能與疲勞感。雖然目前尚需更多大型的研究證明，但想要解除身體的累，現在就開始累積腸道好菌準沒錯！請在飲食計畫中放入無糖優酪乳、優格、韓式泡菜、納豆等，可以增加益生菌。

早餐：糙米鮪魚玉米壽司＋杏仁優酪乳＋芭樂片

這是一份製作簡單且兼具六大類食物的均衡早餐，同時提供了合成抗疲勞神經傳導物質的主要營養素，如苯丙胺酸、葉酸、菸鹼素、維生素 C、B6、B12、銅等，以及增加腸道好菌的優酪乳。

● 糙米鮪魚玉米壽司

食材	作法
日式豆皮 1 包	1. 將煮好的糙米放冷後，拌入些許壽司醋及果寡糖。
糙米飯 2 碗	2. 菠菜燙熟後，放冷並切碎備用。
壽司醋 1 湯匙	3. 將菠菜、鮪魚、玉米拌入調好味的糙米中。
果寡糖 1/2 湯匙	4. 最後將 3 塞入日式豆皮中。
菠菜 1 碗	
鮪魚罐頭 1/2 碗	
玉米罐頭 1/2 碗	

● 杏仁優酪乳

食材 |
美國杏仁 1 湯匙
無糖優酪乳 1 杯

作法 |
1. 將 1 湯匙的杏仁放入優酪乳中，再倒入食物調理機中攪拌均勻即可食
　用。

食物分類	主要食物來源	主要提供合成抗疲勞神經傳導物質的營養素
全穀雜糧類	糙米、玉米	糙米：菸鹼素
豆魚蛋肉類	鮪魚、豆皮	鮪魚：菸鹼素、苯乙胺、維生素 B6 豆皮：苯丙胺酸、維生素 B6
蔬菜類	菠菜	葉酸
水果類	芭樂	維生素 C
乳品類	優酪乳	鈣、益生菌、維生素 B12
堅果種子類	杏仁	苯丙胺酸、銅

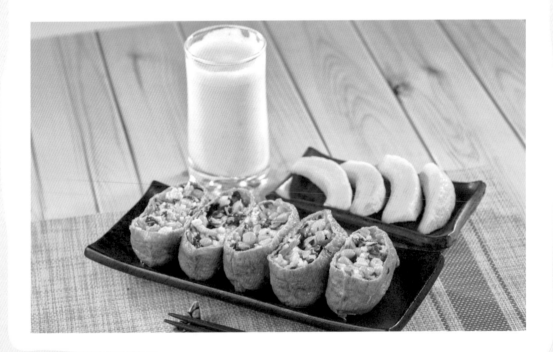

早餐：南瓜蛋全麥餐包＋黑芝麻豆漿＋小番茄

吃蛋奶素的人非常適合這份早餐，當中雖然沒有乳製品，但用芝麻豐富的鈣質來提高整餐鈣質的含量。這套早餐同時也提供了合成抗疲勞神經傳導物質的主要營養素，如苯丙胺酸、葉酸、菸鹼素、維生素 C、B6、B12、銅等。

● 南瓜蛋全麥餐包

食材		作法	

食材｜

全麥餐包 1 個
南瓜半碗
水煮蛋 1 個
蘿蔓葉 2 片
小麥胚芽 1 湯匙

作法｜

1. 水煮蛋切丁備用。
2. 蘿蔓葉洗好備用。
3. 南瓜蒸熟後，放冷打成泥備用。
4. 將全麥餐包切開，依序鋪上蘿蔓葉、南瓜泥、水煮蛋丁，最後灑上小麥胚芽即完成。

● 黑芝麻豆漿

食材｜

無糖豆漿 1 杯
黑芝麻 2/3 湯匙

作法｜

1. 芝麻加入無糖豆漿中，用食物調理機打碎，想要甜味者，可加些果寡糖。

食物分類	主要食物來源	主要提供合成抗疲勞神經傳導物質的營養素
全穀雜糧類	全麥餐包、小麥胚芽、南瓜	全麥餐包：銅、菸鹼素 小麥胚芽：苯丙胺酸、葉酸、銅
豆魚蛋肉類	水煮蛋、豆漿	蛋：苯丙胺酸、葉酸、維生素 B12 豆漿：苯丙胺酸、維生素 B6
蔬菜類	蘿蔓葉	葉酸
水果類	小番茄	維生素 C
乳品類	–	–
堅果種子類	黑芝麻	銅

午餐：煙燻鮭魚三明治＋蛤蜊蘑菇蔬菜牛奶湯＋奇異果

下午不會想睡覺的午餐有三個原則：不要吃太飽、要有蛋白質的食物、要有豐富的蔬菜；這個範例食譜都做到了。到了中午，還是要持續提供合成抗疲勞神經傳導物質的主要營養素，如苯丙胺酸、葉酸、菸鹼素、維生素 C、B6、B12、銅等。

● 煙燻鮭魚三明治

食材 ｜

全麥土司 2 片	蘆筍 2 支
生菜 2 片	洋蔥絲 1 湯匙
煙燻鮭魚 1 片	葵瓜子 1 湯匙

作法 ｜

1. 將所有食材夾入全麥土司中。

● 蛤蜊蘑菇蔬菜牛奶湯

食材 ｜

蛤蜊 10 顆	花椰菜 ¼ 顆
蘑菇 5 顆	紅蘿蔔 ½ 條
洋蔥 ½ 顆	牛奶 500 c.c.

作法 ｜

1. 將所有材料放入鍋中，再加入 500 c.c. 的牛奶及 500 c.c. 的水，一直熬煮到所有食材軟爛，最後加一些鹽及胡椒調味。

食物分類	主要食物來源	主要提供合成抗疲勞神經傳導物質的營養素
全穀雜糧類	全麥土司	銅、菸鹼素
豆魚蛋肉類	煙燻鮭魚、蛤蜊	煙燻鮭魚：苯丙胺酸 蛤蜊：苯丙胺酸、維生素 B12
蔬菜類	蘆筍、蘑菇、洋蔥、花椰菜、紅蘿蔔	蘆筍：葉酸　蘑菇：銅　洋蔥：維生素 C 花椰菜：維生素 C　紅蘿蔔：葉酸
水果類	奇異果	維生素 C
乳品類	牛奶	鈣、維生素 B12
堅果種子類	葵瓜子	苯丙胺酸、菸鹼素、維生素 B6、銅

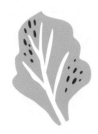

| 3.13 |

紓壓的飲食建議

我們會有無法應付慢性壓力的情形，常常和不良的飲食習慣有關，而且是一種惡性循環；一開始是忙碌而忽略了飲食，使得身體應付壓力的能力變低，此時身體的皮質醇會升高，驅使我們更想吃一些沒有營養的垃圾食物，如炸薯條、巧克力、蛋糕，再加上咖啡一杯一杯地灌，讓我們身體的營養狀況更差，更無法將皮質醇代謝掉。

在紓壓的飲食建議上，應該戒掉猛喝咖啡的習慣，尤其太陽下山後，我們身體的皮質醇應該要恢復平靜，不該再喝咖啡刺激皮質醇分泌。壓力大會增加皮質醇的分泌，而皮質醇會抑制我們快樂荷爾蒙血清素的分泌，當血清素下降，我們就有一股想要吃甜食的慾望，為了讓自己好過一點，一直吃甜食，使得血糖快速升高，而過多的血糖又會刺激胰島素的分泌，導致血糖一直處於不穩定狀態。所以喝咖啡吃甜食除了容易胃食道逆流以外，長期而言，其實是造成慢性壓力的不良飲食習慣。

長期慢性壓力會造成皮質醇升高，我們可以藉由正確的飲食來減少皮質醇的分泌。維生素 C 具有降低皮質醇分泌的功能，因此我們可以選擇芭樂、釋迦、龍眼與黃金奇異果等當季水果來補充維生素 C。此外，鎂也是讓神經放鬆、減少皮質醇分泌的重要營養素，在飲食中可以加入南瓜子、葵瓜子、芝麻等堅果種子類，除了增加風味外，也可以提高鎂的攝取。黃豆與黑豆除了含有豐富的鎂，也是色胺酸很好的來源，色胺酸能合成快樂荷爾蒙血清素，讓心情放鬆。

目前科學家認為，益生菌為緩解壓力或情緒問題的明日之星，益生菌之外，飲

食中的益生質也不可或缺，而地中海飲食強調的新鮮蔬果、全穀雜糧、健康油脂，都是優質的益生質來源，可以和益生菌相得益彰，有助於紓壓。以下是利用以上飲食建議而設計的紓壓食譜：

奇異果玉米番茄優格蔬菜捲

蔬菜捲是高纖、低 GI 的食物，加上番茄與洋蔥都是對血糖穩定很有幫助的食物，一旦我們血糖穩定，情緒也比較不容易浮動。奇異果中的維生素 C 及葵瓜子中的鎂，都能使皮質醇的分泌下降，減少慢性壓力帶來的負面影響。新鮮蔬果中的益生質是優格中益生菌的好食物，可以讓益生菌長得更好。腸道中有豐富的益生菌，有助於緩解壓力。這是一道非常簡單，而且適合當餐前沙拉或點心的蔬菜捲。蔬果莎莎醬做好後放冰箱，肚子餓或嘴饞時可以拿來當點心。

食材	作法
奇異果 1 顆	1. 將奇異果肉、番茄切丁備用。
玉米粒 1 湯匙	2. 洋蔥洗淨，切絲備用。
番茄 1/2 顆	3. 新鮮檸檬擠汁備用。
洋蔥少許	4. 將奇異果丁、番茄丁、玉米粒、洋蔥絲一起攪拌，加入少許檸檬汁，
檸檬汁少許	最後灑上一點點鹽提味。
無糖優格 1 盒	5. 將 4 拌勻的蔬果莎莎醬鋪在蘿蔓葉上，接著淋上優格，最後灑上一
葵瓜子 2 湯匙	些葵瓜子。
蘿蔓葉 3 片	

蔬菜棒佐堅果優格醬

蔬果棒中豐富的維生素，是幫助腦部合成許多神經傳導物質的關鍵營養素，能讓心情放鬆。而堅果優格醬含有豐富的礦物質，尤其是鎂，不但可以降低壓力荷爾蒙皮質醇的分泌，偕同鈣的

作用，可以放鬆肌肉組織並幫助入睡，是釋放慢性壓力的好食物。新鮮蔬果中的益生質是優格中益生菌的好食物，可以讓益生菌長得更好。腸道中有豐富的益生菌，有助於緩解壓力。這道蔬果棒非常適合當點心，透過嚼勁可以抒發潛在的壓力，一口接一口也不用擔心發胖。

食材｜

綠蘆筍 1/2 把
美國芹菜 1 根
紅蘿蔔 1/2 根
小黃瓜 1 條
杏仁、葵瓜子、南瓜子
黑芝麻各 1 湯匙
無糖優酪乳 100 c.c.

作法｜

1. 將綠蘆筍、美國芹菜、紅蘿蔔、小黃瓜洗淨後切成條狀備用。
2. 將杏仁、葵瓜子、南瓜子、黑芝麻等堅果放入烤箱中，以約165℃將所有堅果烤出香味，注意不要烤焦，冷卻後備用。
3. 將所有烤好的堅果放入食物調理機中，加入優酪乳打成糊狀備用。
4. 將蔬菜棒沾堅果優格醬食用。

奇異果葵瓜子優酪乳

奇異果中豐富的維生素 C 和葵瓜子中豐富的鎂，都能降低壓力荷爾蒙皮質醇的分泌。優酪乳中的益生菌可以豐富腸道生態，有紓壓效果。這道製作簡單的飲品，很適合有壓力時慢慢品嚐。

食材｜

黃金奇異果 1 顆
葵瓜子 1 湯匙
果寡糖適量
無糖優酪乳 1 瓶

作法｜

1. 將奇異果削皮切塊備用。
2. 將所有食材放入食物調理機中，攪拌均勻即可飲用。

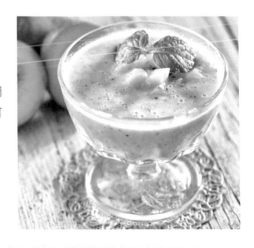

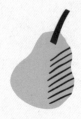

| 3.14 |
小酌不傷肝腦的飲食建議

　　小酌一下是現代人放鬆心情的一種方式，但若長期大量酗酒，絕對有損身體健康。尤其越來越多研究發現，攝取過量酒精會引起腸道菌相失衡，與酒精造成傷肝與傷腦有關。

　　要不傷肝、不傷腦，第一件事是懂得適量飲酒，女性每日最多一份酒精，男性每日最多兩份酒精。每份酒精為 10 公克，相當於酒精濃度 5% 的 250 毫升啤酒；或酒精濃度 12% 的 100 毫升葡萄酒；或酒精濃度 40% 的 30 毫升蒸餾酒。

　　喜歡小酌的人，日常不妨從無糖優酪乳、優格、韓國泡菜、納豆來補充益生菌。代謝酒精時，也需要維生素 B1 的幫忙，所以下酒菜可以有全穀類、豬肉、動物內臟、豆類，以補充維生素 B1。缺乏菸鹼素會增加酒精相關疾病的風險，因此，小酌時建議也來點大豆、魚與海鮮、蛋、肉類、堅果、乳類等菸鹼素豐富的食材。飲酒也會加速葉酸的代謝，喝酒時記得來點動物肝臟、深色葉菜類、全穀類、堅果種子等葉酸豐富的食材。

納豆泡菜豬肉海苔捲

攝取過量酒精會引起腸道菌相失衡,納豆和韓式泡菜含有豐富的益生菌,能護肝又護腦。豬肉富含維生素 B1,可以協助酒精代謝。這是一道製作簡便的護腸保肝下酒菜。

食材 |

納豆 1/2 碗

韓式泡菜 1/2 碗

豬肉薄片 10 片

海苔片 10 片

作法 |

1.將豬肉薄片煎熟備用。

2.將納豆及韓式泡菜裏於豬肉片中。

3.最後包上海苔即可食用。

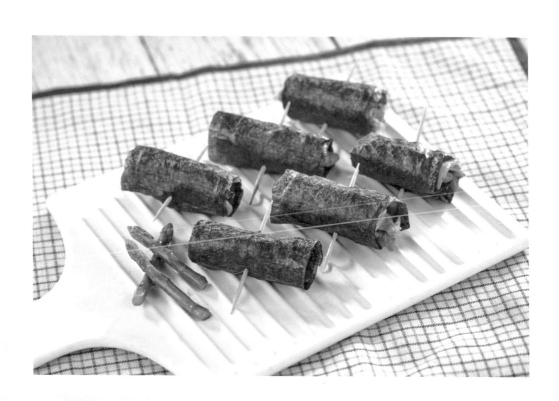

海鮮優格堅果沙拉

攝取過量酒精會引起腸道菌相失衡，無糖優酪乳含有豐富的益生菌，能護肝又護腦。缺乏菸鹼素會增加酒精相關疾病的風險，因此，我們利用蝦子、干貝來補充菸鹼素。飲酒也會加速葉酸的代謝，蘿蔓葉和胡桃可以提供葉酸。這是一道容易製作且護腸保肝的清爽下酒菜。

食材 |

蝦子 5 隻	干貝 5 粒
紫洋蔥 1/4 個	蘿蔓葉 3 片
胡桃 1/3 碗	香菜少許
檸檬 1/4 個	辣椒少許
無糖優格 1 杯	海鹽適量
黑胡椒適量	

作法 |

1. 蝦子、干貝煮熟後冰鎮備用。
2. 紫洋蔥、蘿蔓葉、香菜、辣椒洗淨後切絲備用。
3. 將檸檬汁、黑胡椒和海鹽放入蝦子及干貝中入味。
4. 將紫洋蔥、蘿蔓葉、香菜、辣椒放入蝦子干貝中，再拌入優格，最後灑上胡桃。

蒜香豬肝四季豆

維生素 B1 可以幫助酒精代謝，我們可以從豬肝中攝取。酒精代謝時也會消耗掉體內的維生素 B1 和葉酸，四季豆也是補充 B1 和葉酸的優良食材，此外，四季豆豐富的膳食纖維也是很好的益生質，能促進腸道好菌的生長。這也是一道護腸保肝的下酒菜。

食材 |

豬肝適量
四季豆 1 把
大蒜 5 瓣
醬油適量
蜂蜜適量
蔥花適量

作法 |

1. 豬肝洗淨切片後，倒入適量的醬油、蜂蜜，醃製約半小時使其入味。
2. 四季豆洗淨，切段備用。
3. 大蒜洗淨，切片備用。
4. 蔥洗淨，切成蔥花備用。
5. 熱油後爆香大蒜，加入四季豆續炒，一直到四季豆開始呈現縮水狀態後，再加入豬肝拌炒。
6. 豬肝熟透後盛盤，灑上蔥花即可食用。

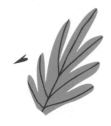

| 3.15 |

舒緩經前症候群的飲食建議

　　只要是女生，一定可以體會生理期前生理及心理無法控制的變化。在生理方面，包括水腫、頭痛、胸部腫脹、腰痠背痛、長痘痘、嗜睡等；而在心理方面，有可能變得特別易怒、敏感、焦慮、沮喪。這一切都是因為體內荷爾蒙變化所引起的經前症候群，好朋友來的前一星期症狀特別明顯。荷爾蒙的力量強大，如果飲食不正確，會讓荷爾蒙的作用更加囂張；此時如果懂得調控飲食，女性朋友們將可平平順順地度過「不平靜」的一週。

　　經前症候群嚴重的人要避免吃精緻甜食。攝取過多的空熱量食物也會使得我們無法從飲食中取得足夠合成血清素的營養素，甚至導致腸道中好菌死亡、壞菌增生，破壞腸道的正常通透性，增加憂鬱的發生風險，加重經前症候群的困擾。

　　維生素 B1 可以舒緩子宮肌肉收縮，降低月經來時的疼痛感，建議飲食中多攝取一些含維生素 B1 的食物，如糙米、麥片、豬肉與其製品。而維生素 B6 可以增加血清素的合成，讓心情放輕鬆，小麥胚芽、豬肝、雞肉、開心果等食物都含有豐富的維生素 B6。而鈣質是讓血清素釋放的重要營養素，乳製品（如無糖優酪乳和優格）、小魚乾都是很好的鈣質來源。此外，特別推薦無糖優酪乳、優格，除了有豐富的鈣質也富含益生菌，因為有學者認為，補充益生菌或許可與惱人的經期症候群說再見。

黃豆番茄燉雞肉

黃豆和雞肉都是減緩經前症候群一定要吃的食物，因為兩者都含有色胺酸及維生素 **B6**，有助於合成血清素，幫助我們戰勝經前的情緒低落！這是一道讓女性朋友舒緩度過經前症候群的佳餚。

食材 |

雞肉 1/2 隻
黃豆 1/2 碗
番茄 2 個
洋蔥 2 個
醬油少許
糖、米酒少許

作法 |

1. 先把雞肉用醬油、米酒、糖醃過。
2. 黃豆泡過夜並蒸熟備用。
3. 將番茄、洋蔥洗淨，切塊備用。
4. 先將雞肉炒香，接著倒入醃肉剩下的醬料、黃豆、番茄、洋蔥，加水蓋過食材，雞肉及黃豆燉爛即可食用。

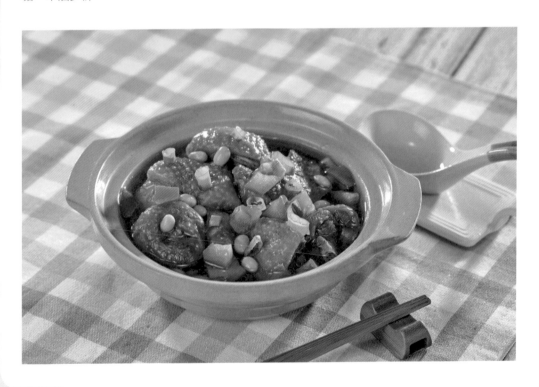

全麥腰果鮪魚優格餐包

全麥餐包除了提供碳水化合物外，還有豐富的纖維素及維生素 B 群，可以幫助能量代謝及神經傳導物質合成。鮪魚的深海魚油提供 EPA 及 DHA，不僅能讓發炎物質減少，降低身體的不適，而且鮪魚也是色胺酸的良好來源，可以提供合成血清素的原料。光有色胺酸還不夠，還需維生素 B6 才能順利合成血清素，腰果則是維生素 B6 的良好來源；優格中的鈣，可以輔助血清素釋放。飲食中要增加一些蔬果，蘿蔓葉及番茄不但為配色加分，也提供纖維質及植化素，都是很好的益生質，與優格中的益生菌搭配，更相得益彰。當腸道菌豐富時，能減輕經前症候群的不適感。這是一個非常適合女性放鬆心情的輕食餐包。

食材 |

全麥餐包 1 個
蘿蔓葉 1 片
番茄 1/4 個
鮪魚罐頭 2 湯匙
無糖優格 1/2 盒
腰果 1 湯匙

作法 |

1. 番茄洗淨，切丁備用。
2. 將番茄丁、鮪魚拌入優格中，製作成鮪魚番茄優格醬。
3. 將蘿蔓葉放入全麥餐包中，再塗上鮪魚番茄優格醬，最後灑上一些腰果，就是一個色香味俱全的活力輕食。

麥片開心果優酪乳

麥片有豐富的維生素 B1，可以舒緩子宮肌肉收縮，降低月經來時的疼痛感；開心果有豐富的維生素 B6，是幫助合成快樂荷爾蒙血清素的好食物；優格中的益生菌可以豐富腸道中好的菌叢，有研究發現，當腸道菌相健康時，較能減輕經前症候群的不適感。而果寡糖是優秀的益生質，能讓腸道好菌長得頭好壯壯。這是一道非常簡單的飲品，適合心情煩悶時打來飲用。

食材 |

即溶麥片 1 湯匙　　開心果 2 湯匙
無糖優酪乳 300 c.c.　果寡糖適量

作法 |

1. 將所有食材放入食物調理機中打勻即可食用。

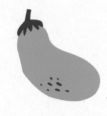

| 3.16 |
擺脫情緒性飲食及肥胖循環的 飲食建議

　　要解決情緒性飲食及打破肥胖循環，需從日常飲食下手，盡量避免過度飢餓。當身體過度飢餓時，我們自然會補償性地吃更多，前面忍住飢餓的努力，很快就會被後面的「怒吃一波」摧毀，功虧一簣。此外，要注意吃飯的速度，因為吃太快，大腦還沒接受到我們究竟吃了什麼的訊號，就又吞下肚好幾口，因此容易攝取過多的熱量，所以要訓練自己細嚼慢嚥。

　　在飲食中，膳食纖維一定要足量，因為膳食纖維除了可以提升飽足感、幫助血糖穩定外，更是腸道好菌的營養來源，是維持腸道生態健康與多樣性的重要推手。除了多吃蔬果外，主食也要選擇富含纖維的碳水化合物，如糙米、地瓜、麥片、小麥胚芽等全穀雜糧類，纖維足夠時血糖才不易波動，能緩和情緒同時延長飽足感。

　　每一餐的蛋白質也要足量，因為蛋白質食物中的色胺酸，是腦中血清素合成的重要原料，若蛋白質不足會導致腦中血清素濃度過低，造成飲食行為出現異常，令人開始想吃東西。

　　多巴胺能使我們得到愉悅的感覺，不需要靠狂吃來填補內心的空虛，所以可以吃一些協助多巴胺合成的食物，如小麥胚芽、雞蛋、起司、小魚乾、豬肝、雞胸肉、鮪魚、花生、葵瓜子、四季豆、菠菜、昆布、黃豆芽等食材。有研究發現，腸道菌相不健康也可能會造成情緒性飲食，因此在飲食計畫中，可以吃一些無糖優格、優酪乳、韓式泡菜、納豆等。

鮪魚優格蛋沙拉

鮪魚、蛋都是優質蛋白，能幫助合成血清素及多巴胺，可以減少暴食的衝動。洋蔥、番茄、蘿蔓葉都富含纖維，能穩定血糖，增加飽足感。優格是很好的益生菌來源，讓腸道有健康的菌相，可以減緩情緒性飲食的現象。這是一道減緩暴食衝動的清爽沙拉。

食材｜

鮪魚肉（罐頭）150 公克

洋蔥 30 公克

番茄 1 顆

水煮蛋 1 個

無糖優格 1 盒

蘿蔓葉 3 片

黑胡椒少許

作法｜

1. 將鮪魚的油瀝乾備用。

2. 洋蔥、番茄洗淨，切丁備用。

3. 水煮蛋切丁備用。

4. 將 1 ～ 3 的食材混在一起，加入優格攪拌均勻，再灑上一點黑胡椒。

5. 將 4 放於蘿蔓葉上即可食用。

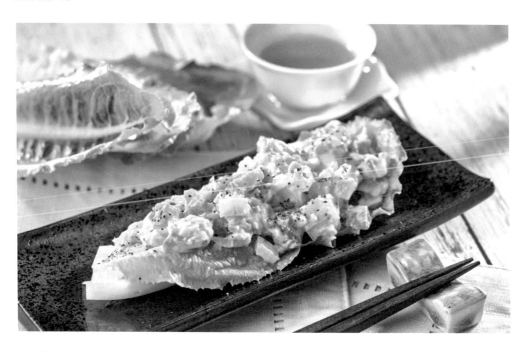

鮮蔬羅宋湯

這道湯品運用具有甜味的大量蔬菜來熬煮，除了蔬菜本身的甜美味道之外，豐富的纖維素可以提升我們的飽足感，也能幫助我們穩定血糖。素食者可以不用放豬肉，以黃豆代替；葷食者吃瘦豬肉有助於血清素的合成，因為豬肉裡面含有色胺酸、維生素 B6、菸鹼素、維生素 B12 等，都是合成血清素所需的原料。香菜中含有豐富的葉酸，不排斥香菜味道的朋友，可以在此道湯品中多放一些。這道湯品非常適合在想要「狂吃時」喝個一、兩碗，不但味道濃郁，熱量又低，可以滿足身體對食物的渴望，降低後續想要繼續進食的衝動。

食材 |

豬後腿肉 400 公克
高麗菜 1/4 顆
紅蘿蔔 1 條
紅番茄 2 顆
洋蔥 1 顆
香菜少許
醬油、鹽、糖適量
香油、胡椒適量

作法 |

1. 先將瘦的豬後腿肉切丁，用少許的醬油、糖、香油、胡椒醃約 1 小時。
2. 將高麗菜、紅蘿蔔、紅番茄、洋蔥洗淨，切塊備用。
3. 香菜洗淨，切碎備用。
4. 將醃製完畢的豬肉丁及高麗菜、紅蘿蔔、紅番茄、洋蔥一起放入鍋中，加入適量的水，於電鍋中燉煮至所有食材軟爛。
5. 最後加入些許的鹽及胡椒調味，並灑上香菜，就是一道低熱量的美味湯品。

黃豆芽昆布豆腐排骨湯

排骨是色胺酸很好的來源，能幫助身體合成血清素。昆布及黃豆芽都是葉酸非常好的來源，也是合成血清素不可或缺的營養素。排骨除了色胺酸之外，富含的維生素 B6、菸鹼素、維生素 B12 等，都是合成血清素所需的原料。此料理要用板豆腐而非嫩豆腐，因為板豆腐的鈣質含量比嫩豆腐高，鈣質可以幫助穩定情緒。這道湯品能打破想要吃很多的衝動。

食材 ｜

豬排骨 300 公克

黃豆芽 100 公克

乾昆布 2 大片

板豆腐 1 大塊

鹽、柴魚粉、

香油少許

作法 ｜

1. 排骨切塊洗淨，汆燙備用。

2. 乾昆布洗淨後泡開，切段備用。

3. 黃豆芽洗淨，豆腐切丁備用。

4. 將排骨肉、黃豆芽、昆布放入電鍋中，加入適量的水，蒸煮到所有食材熟爛。

5. 電鍋跳起後加入豆腐丁，再燜一下。

6. 最後加入一些鹽、柴魚粉及香油，就是一道可口的湯品。

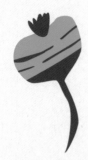

| **3.17** |
抗憂鬱的飲食建議

　　憂鬱症的成因很複雜，有的人是因為腦部神經傳導物質失衡，近期也有學者發現憂鬱症患者有腸道菌相失衡問題，引起了發炎現象，而此發炎現象被認為是造成憂鬱症的病因之一。無論哪種原因，我們可以透過飲食來預防與改善。

　　色胺酸是快樂荷爾蒙血清素的合成原料，要對抗憂鬱症的朋友，可以在飲食中多攝取富含色胺酸的食物，如鮪魚、牛乳、黃豆、小麥胚芽、黑芝麻、非精製穀類等。此外，養好腸道菌相可以降低憂鬱症風險，建議大家日常多食用無糖優酪乳、優格、泡菜、納豆等食物。

　　要把腸道好菌養得更好需要益生質，也就是腸道好菌的食物，如膳食纖維。富含膳食纖維的食物有全穀雜糧類、蔬菜、菇類、藻類。此外，omega-3 脂肪酸也是腸道好菌的益生質，同時能促進大腦健康，減緩大腦老化，是非常重要的大腦營養素。富含 omega-3 脂肪酸的食物有鮭魚、秋刀魚、鯖魚及核桃等。

藜麥秋葵納豆沙拉

想要養好腸道菌相以降低憂鬱症風險，最關鍵的一步就是增加腸道好菌，這道菜的韓式泡菜、納豆都能補充益生菌，讓腸道住滿好菌。藜麥、秋葵富含膳食纖維及植化素，可做為益生質，協助腸道中好菌生長。納豆含有豐富的色胺酸及維生素 B6，能幫助我們合成血清素。因此，這是一道輕鬆料理的抗憂鬱沙拉。

食材 |

煮熟的藜麥 100 公克

秋葵 100 公克

韓式泡菜 50 公克

納豆 2 盒

作法 |

1. 將秋葵放在砧板上，撒上鹽來回滾動，以去除秋葵表面的絨毛。接著削去較硬的蒂邊，洗淨後放入滾水中汆燙 2 分鐘撈起。秋葵放涼後，切成小段備用。

2. 泡菜切絲備用。

3. 將納豆取出放入碗中，接著加入藜麥、秋葵、泡菜攪拌。

4. 最後再加入納豆附的調味醬汁，拌勻即可食用。

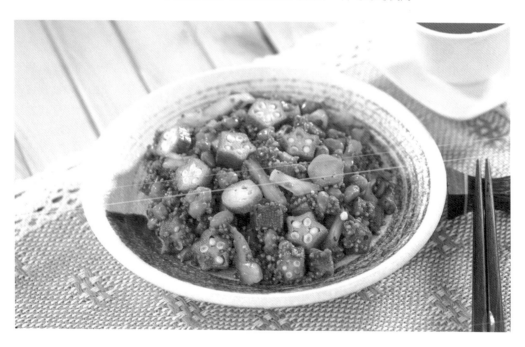

全麥蔬食核桃鮭魚餐包

全麥餐包、蘿蔓葉及番茄提供的膳食纖維是益生質,能讓腸道好菌長得更好。鮭魚的深海魚油提供 EPA 及 DHA,不僅可減少發炎物質,也能讓腦細胞膜較健康。鮭魚是色胺酸的良好來源,可以提供合成血清素的原料;鮭魚中的維生素 D 也是預防憂鬱的重要營養素。核桃則是維生素 B6 的良好來源,可以幫助色胺酸合成血清素。這是一道製作簡易的抗憂鬱餐包。

食材 |

全麥餐包 2 個	煙燻鮭魚 2 片
蘿蔓葉 2 片	番茄 1/2 個
核桃 1 湯匙	

作法 |

1. 以全麥餐包夾入一片蘿蔓葉及一片番茄,再放入煙燻鮭魚,最後灑上一些核桃,就是一道色香味俱全的活力輕食。

全穀豆類堅果飲

黃豆、小麥胚芽、黑芝麻都含有豐富的色胺酸,是合成血清素的原料。糙米、黃豆也提供合成血清素不可缺乏的維生素 B6。小麥胚芽和黑芝麻也是葉酸非常良好的來源。而糙米與黑芝麻所提供的菸鹼素,也是合成血清素的重要營養素。核桃含有 α- 次亞麻油酸,是植物性的 omega-3 脂肪酸,可以在體內代謝成 EPA 及 DHA,是合成腦細胞膜的重要物質。這杯快樂飲品包含了製造快樂神經傳導物質的所有營養素。

食材 |

糙米 1 湯匙

熟黃豆 1 湯匙

核桃 1 湯匙

黑芝麻 1/2 湯匙

小麥胚芽 1/2 湯匙

果寡糖少許

作法 |

1. 糙米洗淨泡軟,煮軟後放冷備用。

2. 黃豆泡軟,蒸熟透後放冷備用。

3. 取約 1 湯匙糙米、1 湯匙黃豆、1 湯匙核桃、1/2 匙黑芝麻、1/2 匙小麥胚芽於杯中,再加開水到九分滿後倒入食物調理機打碎,最後依個人喜好,加入些許寡糖即可飲用。

4. 也可以將以上食材分裝成一小包、一小包,放入冰箱冷凍庫,要喝的時候,直接加熱水到食物調理機打碎,再加果寡糖調甜度,就是一杯溫溫的快樂飲品。

| 3.18 |
腸胃道健康的飲食建議

　　現代人生活步調快，長時間飲食失衡與工作壓力，導致腸胃問題接踵而至。每個年齡層都有腸胃道問題，像 20 世代的年輕人，功能性消化不良問題最為明顯；30 世代的肝苦上班族容易便祕；事業有成的 40 世代容易胃潰瘍；50 歲以上的熟齡世代，大腸瘜肉問題最為常見。

　　整體而言，生活作息及飲食習慣和腸胃道的功能與健康息息相關，每天的飲食模式對腸胃道很重要，千萬別一下子吃得很撐，一下子又都不吃東西，讓腸胃道無所適從。

　　飲食方面，建議少吃油炸、甜食，這些食物都會造成腸胃道氧化壓力及發炎反應，長期來說對腸胃道都是負擔。在飲食計畫中，可以多補充一些含益生菌的食物，益生菌是促成腸道生態健康的主要因素之一，益生菌可以直接抑制壞菌生長，減少健康的腸道細胞與有害物質接觸，降低誘發發炎反應的物質產生，強化免疫功能。因此，飲食中可以加入無糖優酪乳、優格、泡菜、納豆等。大部分的蔬果都含有維持腸道健康的良好益生質，也就是可以讓腸道好菌生長的物質，建議也可以多選一些具黏滑度的食材，如山藥、秋葵、木耳等。

　　維生素 A 也是維持腸道黏膜完整的重要營養素，可以從動物肝臟、鮭魚、胡蘿蔔、菠菜等獲得。維生素 D 對於維護與調節腸道免疫功能非常重要，飲食中可以多吃一些蛋黃、鮭魚、日曬過的香菇或黑木耳等。鋅參與免疫細胞發育、維持腸道細胞完整，可從牡蠣、肉類、南瓜子等堅果類食物獲得。omega-3 脂肪酸能抗發炎、維持腸道菌相平衡、減少腸道中的有害物質，我們可以多用鮭魚、秋刀魚與鯖魚來代替紅肉。

韓式泡菜涼拌山藥黑木耳

日曬過的黑木耳、山藥、泡菜都具有豐富的膳食纖維，是很好的益生質；泡菜在發酵過程中產生的益生菌，能增加腸道中的好菌，都是很好的食物。黑木耳中的維生素 D，對於維護與調節腸道免疫功能非常重要。這是一道清爽的護腸胃小菜。

食材 |
山藥 1/2 根
乾黑木耳適量
韓式泡菜 1 碗

作法 |
1. 乾黑木耳洗淨泡開切絲，快速汆燙後立刻冰鎮。
2. 山藥洗淨削皮後切絲，汆燙後冰鎮。
3. 韓式泡菜切絲備用。
4. 將黑木耳絲、山藥絲、泡菜絲拌在一起，最後淋上韓式泡菜的醬汁即完成。

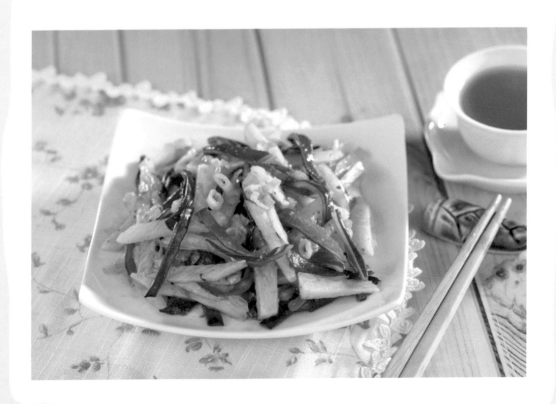

百香果蘋果秋葵沙拉優格

蘿蔓含有豐富的維生素 A，可以修復腸道細胞。蘋果、蘿蔓、秋葵都含有豐富的益生質，可以幫助腸道中的好菌或優格中的益生菌長得更好，降低誘發發炎反應的物質產生，強化免疫功能。百香果的維生素 A 及纖維質也相當豐富，此外，百香果能使這道料理的口感更有層次。這是一道輕鬆料理的護腸胃沙拉。

食材 |

蘿蔓葉 3 片
中型蘋果 1 個
秋葵 5 個
百香果 1 個
無糖優格 1 瓶
果寡糖少許

作法 |

1. 將蘿蔓葉、蘋果、秋葵、百香果洗淨備用。
2. 秋葵洗淨燙 30 秒後，放入冰水中冰鎮。
3. 蘋果帶皮切丁。
4. 秋葵橫切成星星狀。
5. 將切好的蘋果、秋葵鋪於蘿蔓葉上。
6. 最後淋上百香果、優格及少許果寡糖即可食用。

高麗菜蔓越莓優酪乳

高麗菜含有豐富的 S-methylmethionine（俗稱維生素 U）及維生素 K，前者能加速腸胃道黏膜的修復與再生，後者則具止血功能，可以幫助潰瘍修復。蔓越莓中的前花青素及鞣花酸，都能抑制幽門桿菌生長及胃酸分泌，保護胃部不會受到過多胃酸的刺激。優酪乳中的益生菌更有保護腸胃的功效。這是一杯清爽的顧腸胃飲品。

食材 |

高麗菜 1/2 顆
冷凍蔓越莓果粒 1/2 碗
無糖優酪乳 250 c.c.

作法 |

1. 高麗菜洗淨後，燙熟備用。亦可以洗淨切碎，不需煮燙備用。
2. 將高麗菜、蔓越莓果粒及優酪乳放入食物調理機攪拌均勻後即可飲用。

孕婦「腸」保安康的飲食建議

　　孕婦多吃魚的確可以促進胎兒腦部發育，因此常聽到醫師與營養師鼓勵孕婦攝取足夠的魚類。其實寶寶在媽媽的肚子裡時，媽媽的飲食習慣就開始影響寶寶的腸道菌，對未來健康的影響超乎想像。不過，建議孕婦及育齡婦女盡量避免攝取鯊魚、旗魚、鮪魚及油魚等，這些魚類的重金屬汙染風險較高，改選用鮭魚、鯖魚與秋刀魚等 omega-3 脂肪酸含量高而重金屬甲基汞含量低的安心魚種。原則上孕婦一週可以攝取 7 ～ 9 個三指幅寬大小的各種魚類，把握不同魚類輪流攝取的原則，即可獲得多樣化的營養。

洋蔥番茄燉沙丁魚

沙丁魚中含有 omega-3 脂肪酸；番茄富含的番茄紅素以及洋蔥所含的槲皮素、山奈酚等類黃酮素，都是很好的抗氧化劑，可以保護腸道完整。這是一道「腸」保安康，適合拌飯、拌麵的魚料理。

食材 |
油漬沙丁魚罐頭 1 罐
洋蔥 1 個
牛番茄 1 個
鹽少許
胡椒少許

作法 |
1. 洋蔥剝皮洗淨，切丁備用。
2. 牛番茄洗淨，切丁備用。
3. 將沙丁魚罐頭中的油倒入鍋中，將洋蔥丁炒軟至金黃色。
4. 放入番茄丁續炒，再加入沙丁魚拌炒。
5. 加水蓋過食材，大火滾開後轉小火慢燉，所有食材入味即完成。
　　調味料請自行斟酌。

香煎鮭魚蘆筍佐奇異果優格

優格是補充好菌的優良食材；鮭魚中的 omega-3 脂肪酸、奇異果和蘆筍的纖維，都是良好的益生質，可以讓好菌長得更好。懷孕期間攝取鮭魚中的 omega-3 脂肪酸，可以改善腸道菌群、保護腸道組織完整度、降低壞菌產生的毒素，有助於提升免疫力。有研究發現，孕婦多攝取 omega-3 脂肪酸，可預防寶寶長大後的焦慮及抑鬱行為，降低認知和社交能力受損的風險。這是一道營養滿滿，對孕婦腸道調理很有幫助的魚料理。

食材 |

鮭魚 100 公克

蘆筍 1/2 把

綠色奇異果 1 個

無糖優格 1 杯

鹽少許

胡椒少許

作法 |

1. 蘆筍洗淨用鹽水汆燙後，冰鎮備用。

2. 鮭魚洗淨後，抹上鹽、胡椒，醃製約 1 小時。

3. 奇異果去皮，切塊備用。

4. 將奇異果與優格，放入食物調理機中打成醬。

5. 不需放油，將鮭魚放入鍋中乾煎至熟。

6. 將煎熟的鮭魚置於蘆筍上，再淋上奇異果優格醬即可食用。

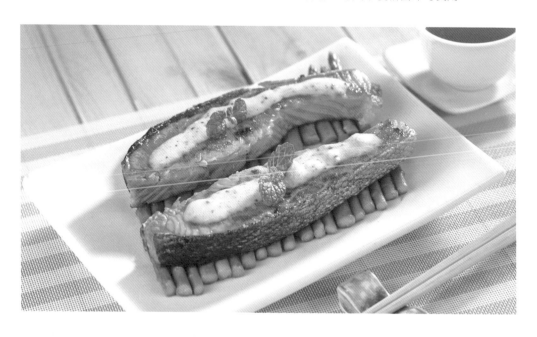

日式蘿蔔味噌煮鯖魚

白蘿蔔可以幫助糞便從腸道排出、促進腸道蠕動，能改善脹氣、便祕問題。此外，白蘿蔔、紅蘿蔔、蒜苗、洋蔥的膳食纖維是很好的益生質，能幫助腸道好菌生長。味噌是黃豆發酵產物，有豐富的益生菌，雖然現在研究發現一些不具活性的益生菌也有功效，然而為了保留更多活的益生菌，放入味噌時溫度不要太高。加上鯖魚中 omega-3 脂肪酸的諸多功效，這真是一道味道多層次，護腸又顧腦的魚料理。

食材 |

白蘿蔔 200 公克

紅蘿蔔 100 公克

洋蔥 1 個

蒜苗 2 支

鯖魚柳 2 片

味噌 2 湯匙

蒜頭 1 粒

鹽、糖少許

胡椒少許

水 500 c.c.

作法 |

1. 紅、白蘿蔔洗淨去皮，切小塊備用。

2. 洋蔥去皮洗淨，切塊備用。

3. 蒜苗洗淨，切段備用。

4. 鯖魚洗淨後切塊，抹薄鹽、胡椒備用。

5. 開火，放入蒜苗、洋蔥，用中火炒至金黃色。

6. 再放入紅、白蘿蔔塊續炒。

7. 放入鯖魚塊，加水蓋過所有食材，大火滾開後轉成小火，燉煮至蘿蔔塊軟爛。

8. 關火等溫度降低一些後拌入味噌，最後依個人口味，放入一些鹽、糖或胡椒即可食用。

| 3.20 |
提升記憶力的飲食建議

記憶力的理論與研究是個很複雜的課題，一般相信大腦的額葉掌管人類的記憶與人格特質，兩側的顳葉也分別負責視覺記憶與聽覺記憶的功能。除了自然衰老導致大腦皮質萎縮外，記憶力的減退或甚至失智症，也與自由基日積月累攻擊腦細胞有關，因此，培養正確的飲食習慣以減少自由基對人體腦部的傷害，以及吃對營養讓腦部製造正確的神經傳導物質，都是增強記憶力、防止腦部退化的重要關鍵。此外，關於腸－腦軸理論的科學探索越來越多，科學家發現腸道益生菌也可預防記憶力衰退。

為了提升記憶力，飲食建議盡量清淡，不用油炸、烘烤、熱炒等方式烹調食物，以蒸、煮、涼拌為佳。避免飲用糖分及咖啡因過高的飲料，每日補充足量的水以促進新陳代謝。

食材方面必須均衡，蛋白質、碳水化合物、脂肪等任何一種營養素不均衡都會影響腦力，適量補充優質蛋白質，如雞蛋、鮮奶、無糖優酪乳、豆漿或其他豆類製品。卵磷脂是神經細胞的重要組成原料，膽鹼能夠促進神經訊號傳遞速度，增強記憶力，因此也要多攝食如牛奶、瘦肉、動物肝臟、黃豆等食物。此外，精胺酸在身體代謝後能合成一氧化氮，能增強記憶力，黃豆、魚類、肉類或小麥胚芽等食材，可以提供豐富的精胺酸。飲食中可增加含 omega-3 脂肪酸的食物，幫助腦細胞的修復，其最佳來源是深海魚，如鮭魚、秋刀魚、鯖魚等。不要忘記在飲食中補充益生菌，對提升記憶力也是非常重要的。

鯖魚醬茄子

茄子中所含的花青素有抗氧化及抗發炎的功能，可以保護腦部免於自由基及感染源的攻擊，增強記憶力。而鯖魚中所含的 DHA 可幫助腦細胞的完整。這是一道提升記憶力的菜餚。

食材 |
茄子 3 條
鯖魚 1 尾
大蒜 4 小瓣
醬油、糖少許
蔥末少許

作法 |
1. 茄子洗淨，切段備用。
2. 大蒜剝皮，切碎備用。
3. 將茄子放入電鍋中蒸熟。
4. 鯖魚蒸熟後，去骨取肉備用。
5. 熱鍋後，倒入鯖魚肉、大蒜、少許醬油和糖拌炒，製成鯖魚醬。
6. 再將鯖魚醬淋在蒸熟的茄子上，最後灑上一點蔥花即可食用。

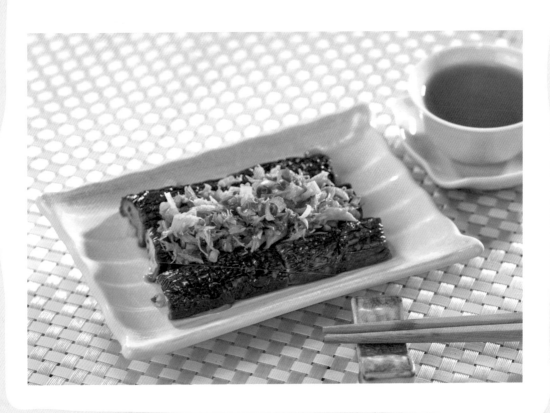

黃豆核桃優格飲

黃豆富含卵磷脂，是神經細胞的重要組成原料，除此之外，卵磷脂中的膽鹼能夠促進神經訊號傳遞速度，增強記憶力。黃豆亦富含精胺酸，在身體代謝後能合成一氧化氮，亦能增強記憶力。核桃富含 omega-3 脂肪酸，可幫助腦細胞的修復。這是一道提升記憶力的飲品。

食材｜

蒸熟的黃豆 1 湯匙
核桃 1 湯匙
無糖優酪乳 1 瓶

作法｜

1. 將蒸熟的黃豆、核桃及優酪乳，放入食物調理機中打勻即完成。

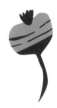

藍莓納豆優格

藍莓中抗氧化及抗發炎的植化素非常豐富，對於腦部的保護功能非常優異。納豆是由黃豆發酵而成的製品；黃豆富含卵磷脂，是神經細胞的重要組成原料，而卵磷脂中的膽鹼能夠促進神經訊號的傳遞，增強記憶力。黃豆亦富含精胺酸，在身體代謝後能合成一氧化氮，增進記憶力。此外，納豆和優格都有豐富的益生菌，可以增加腸道好菌，透過腸－腦軸的調控來增強記憶力。這是一道提升記憶力的護腦點心。

食材｜
藍莓 1/2 碗
納豆 1/2 碗
希臘優格 1 瓶

作法｜

1. 將所有食材拌在一起即可食用。

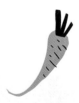

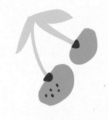

| 3.21 |
改善更年期不適的飲食建議

　　面對更年期的婦女常常不自主地煩躁、身體不適，身心方面飽受煎熬。其實，在這個荷爾蒙變化的艱難時期，可以透過正確的飲食方式來減輕不適的症狀。

　　有研究發現，喜歡吃高油脂、高糖食物的婦女，更年期不適的症狀會增加20％；此外，更年期的婦女因為卵巢慢慢功成身退，減少製造荷爾蒙，身上的脂肪細胞開始發揮代償作用，想貢獻一下製造荷爾蒙的功能，所以更年期身體脂肪容易堆積。若再多吃一些高油、高糖的食物，更會加速脂肪堆積，日漸身寬體胖。因此，少油、少糖是飲食的重點之一。

　　由於雌激素下降會加快骨質流失的速度，為了保住骨質，應該減少攝取高鹽食物，並且多增加一些高鈣食物，如乳製品、小魚乾、芥蘭、莧菜、板豆腐、黑芝麻等。更年期的婦女容易失眠，應該避免喝過多的咖啡、茶及酒精。

　　在更年期的聰明飲食中，千萬不要忘記多攝取含有植物性雌激素的食物，因為植物性荷爾蒙可改善更年期所產生的骨質疏鬆症與不適症狀，如富含大豆異黃酮的黃豆；含有香豆雌酚的苜蓿芽、豆芽甚至堅果，以及含有木酚素的亞麻籽、芝麻與高纖維的穀類麩皮和豆類，都是很好的植物性荷爾蒙來源。尤其含有薯蕷皂苷元的山藥，也非常推薦給更年期婦女。

　　大多數人不知道，更年期很需要補充益生菌，因為某些特殊菌種的益生菌，在腸道中可以促進雌激素的再吸收，讓一些雌激素可以再回到身體中發揮功能，減緩更年期不適的症狀。我們要多吃些蔬果、穀類等含有益生質的食物，才能讓益生菌長得頭好壯壯。

山藥蘋果優格飲

山藥中含有薯蕷皂苷元，其構造與形成許多性荷爾蒙的前驅物膽固醇相似，可扮演類似雌激素的角色，緩解更年期不適。此外，優酪乳中的某些益生菌，可以在腸道中促進雌激素再吸收，讓一些雌激素再回到體內發揮功效。果寡糖是非常好的益生質，能幫助優酪乳中的益生菌長得更好。蘋果中的槲皮素則是很好的抗氧化劑。這是一杯更年期婦女可飲用的飲品。

食材 |

山藥 1/2 碗
蘋果 1/2 顆
無糖優酪乳 200 c.c.
果寡糖少許

作法 |

1. 將山藥洗淨去皮，切成小塊備用。
2. 蘋果洗淨，帶皮切成小塊備用。
3. 將準備好的材料放入果汁機中，倒入優酪乳、果寡糖，攪拌均勻即完成。

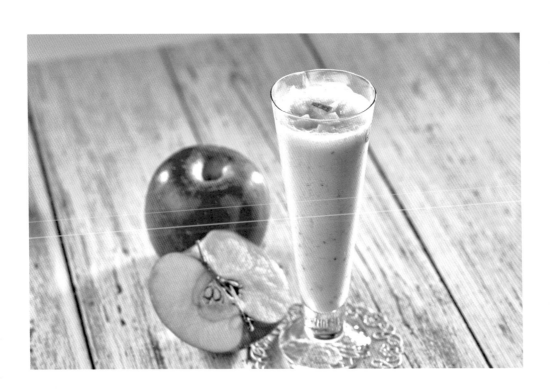

黑芝麻水果優格

優格中的某些益生菌可以在腸道中促進雌激素再吸收，讓一些雌激素再回到體內發揮功效，降低更年期不適的症狀。各式的水果都是提供益生質的良好食材，使益生菌長得更好。黑芝麻中的木酚素具有植物性荷爾蒙的特性，可舒緩停經症候群，更年期婦女時常食用黑芝麻，可以補充鈣質。這是一道超級容易製作且美味的點心，適合更年期婦女享用。

食材 |

黑芝麻醬 2 大匙
原味優格 1 盒
草莓 2 顆
奇異果 1 顆
藍莓 1 大匙

作法 |

1. 將奇異果、草莓洗淨，切丁備用。藍莓洗淨備用。
2. 將水果丁擺放在原味優格的周邊。
3. 再將黑芝麻醬淋在原味優格上即完成。

黃豆山藥排骨湯

黃豆的大豆異黃酮和山藥的薯蕷皂苷元，都具有植物性荷爾蒙的特性，可改善更年期所產生的骨質疏鬆症與不適症狀。黃豆和排骨是優良的蛋白質來源，更年期婦女也需要補充足量的蛋白質，以預防肌少症。這是一鍋更年期婦女可以常常食用的湯品，有助於減緩不適的症狀。

食材 |

黃豆 50 公克
山藥 200 公克
排骨 400 公克
香菇 4 朵　紅蘿蔔 1/2 條
薑 3 片　米酒 1 匙
鹽少許　白胡椒少許

作法 |

1. 黃豆放入水中泡約 2 小時。
2. 排骨洗淨，汆燙後備用。
3. 山藥、紅蘿蔔、香菇洗淨，切塊備用。
4. 薑切片備用。
5. 將以上食材和米酒放入鍋中，加入清水蓋過食材，先用大火滾開後轉小火，慢燉 30 分鐘。最後用鹽、白胡椒調味即完成。

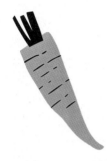

| 3.22 |

預防心血管疾病的飲食建議

　　正確的飲食習慣是保護心血管的重要關鍵，除了少吃一些對血管有傷害的食物，如高膽固醇食物，也盡量避免高鹽、高油、高糖；在烹調方面，不宜油炸、油煎。同時也要多吃一些能保護心血管的食物，如番茄、紅色石榴、胡蘿蔔、紅色葡萄柚、西瓜等，這些食物含有番茄紅素，能抑制膽固醇沉積於血管壁上，並透過抗氧化保護血管細胞免於自由基破壞而受損。黃豆、黑豆、毛豆與其製品含有大豆異黃酮素，可抑制血小板的凝集，預防血栓形成，保持血管內血流順暢、不阻塞。

　　此外，很多人不知道腸道保持好的菌相，也能預防心血管疾病，地中海飲食即可以幫助我們維持良好的菌相：第一，以植物類原型食物為主；第二，減少過度加工品與動物性食材的攝取；第三，大量攝取全穀雜糧類、蔬果與橄欖油等植物性食材以及低脂的肉類與海鮮；第四，鼓勵使用含有豐富營養的乳品，其中無糖優酪乳、優格還能提供促進人體健康的益生菌。平常也可以直接食用優酪乳、優格或市售的益生菌、韓式泡菜、納豆等，提升腸道的好菌數量，養出好「心腸」。

鮭魚酪梨核桃沙拉

地中海飲食會用到大量的蔬菜，蘿蔓葉提供豐富的植化素與纖維，是益生質的來源。鮭魚及核桃含 omega-3 脂肪酸，能代謝成抗發炎物質，預防血管發炎。酪梨所含的油脂多是單元不飽和脂肪酸，對於人體而言是相當好的脂肪來源，有助於保護心血管。此外，酪梨也含有 beta- 穀固醇和阿魏酸，對於降低膽固醇也非常有利，而酪梨的對香豆酸、綠原酸、沒食子酸、麩胱甘肽等，都是有利防止膽固醇氧化卡在血管壁的營養素。優格中的好菌能幫助平衡腸道中的菌相，預防心血管疾病。葡萄乾有豐富的花青素，是良好的抗氧化劑，可以降低氧化型的低密度脂蛋白膽固醇。這是一道保護心血管的美味沙拉。

食材	
鮭魚 100 公克	酪梨（小）1 顆
核桃 3 湯匙	蘿蔓葉 4 片
葡萄乾 2 湯匙	無糖優格 1 盒
鹽少許	胡椒少許

作法 |

1. 蘿蔓葉洗淨備用。
2. 酪梨洗淨去皮，切丁備用。
3. 將蘿蔓葉平鋪在盤上。
4. 鮭魚抹薄鹽及胡椒，煎熟後放於蘿蔓葉上。
5. 再將酪梨丁放於鮭魚上。
6. 接著淋上優格，再灑上葡萄乾與核桃。

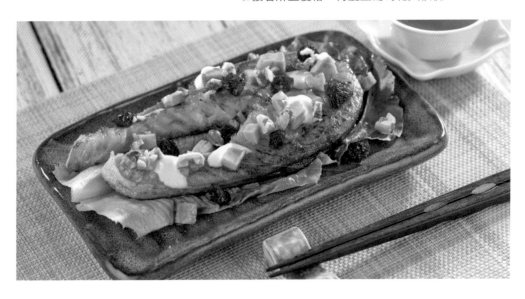

番茄毛豆烘蛋

大蒜中的蒜素、番茄中的番茄紅素，都具有優秀的抗氧化功能，能清除使血管老化的自由基，抑制膽固醇氧化後沉積於血管壁上。毛豆的大豆異黃酮，可抑制血小板的凝集，預防血栓形成，保持血管血流順暢、不阻塞。牛奶中的鈣可以放鬆血管，對於預防心血管疾病也有幫助。這是一道保護心血管的簡易佳餚。

食材 |

毛豆 1/2 碗

番茄（大）1 顆

蛋 2 顆

大蒜 2 瓣

牛奶 1/2 碗

醬油、糖、胡椒少許

橄欖油少許

作法 |

1. 番茄洗淨去蒂，切塊備用。

2. 大蒜洗淨，切片備用。

3. 毛豆洗淨備用。

4. 蛋液打散，加入牛奶備用。

5. 熱鍋後，倒入少許橄欖油，將大蒜、番茄、毛豆炒熟。

6. 最後倒入蛋液，以小火把蛋烘熟，再兩面煎到金黃色即完成。

蘆筍甜椒優格沙拉

蘆筍及甜椒中所含的類黃酮素都是抗氧化高手，能防止低密度脂蛋白膽固醇氧化後卡在血管壁上，而且蘆筍中的芸香素本身有強化血管的功能。優格中的益生菌能幫助平衡腸道中的菌相，預防心血管疾病。這是一道使血管年輕的沙拉。

食材 |

蘆筍 150 公克

黃、紅色甜椒各 1/2 顆

無糖優格 1 盒

作法 |

1. 蘆筍洗淨去皮，切段備用。

2. 甜椒洗淨去蒂、去籽，切絲備用。

3. 將上述食材汆燙後，淋上優格即可食用。

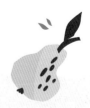

藍莓蘋果葡萄優酪乳

藍莓和蘋果所含的類黃酮素及酚酸類都是血管的環保尖兵。藍莓中的前花青素能加強血管的強度與彈性，蘋果中的阿魏酸及果膠則能降低膽固醇，芸香素能抑制血小板的凝集，保持血管的暢通。葡萄中的白藜蘆醇，對於粥狀動脈硬化的預防很有幫助。製作這道果汁時，蘋果及葡萄都不要去皮，才能獲得真正的好處。優酪乳中的好菌可幫助平衡腸道中的菌相，預防心血管疾病。這是一道保護心血管的美味飲品。

食材 |

冷凍藍莓 1/2 碗

蘋果 1/4 個

葡萄 10 顆

果寡糖少許

無糖優酪乳 200 c.c.

作法 |

1. 蘋果洗淨去籽，帶皮切塊備用。

2. 葡萄洗淨，去蒂備用。

3. 將所有的材料放入果汁機中，攪拌均勻即可飲用。

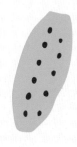

| 3.23 |
舒眠的飲食建議

　　現代人生活壓力大，越來越多人夜不成眠，數羊到天明的日子超級難挨，甚至有些人還需要靠吃安眠藥度日。雖然每個人失眠的原因不同，但許多研究發現，腦部的神經傳導物質掌管我們的睡眠狀況，當飲食不正確時，腦部幫助睡眠的神經傳導物質會合成不良，造成失眠。此外，腸道壞菌增加時，許多有害的代謝產物生成，也會直接刺激中樞神經系統，干擾大腦的正常運作，影響睡眠品質。

　　因此，好好吃東西與好好睡覺有著不可切割的關係。當大腦中放鬆神經的傳導物質 GABA 不足時，就需要麩醯胺酸，我們可以多吃一些富含麩醯胺酸的食材，如麥片、腰果、葵瓜子、杏仁果、蓮子、黑芝麻等。另外，在睡前吃一點高碳水化合物的輕食，身體會分泌胰島素，除了用來降低血糖，還可以把原本血液中的支鏈胺基酸（branch chain amino acid, BCAA）推向肌肉中，使其沒機會流向腦部。而此時色胺酸在沒有很多競爭對手 BCAA 的情況下，可以輕易地進入血腦屏障，讓腦部瞬間擁有大量色胺酸，有助於合成血清素。

　　另外，要有好的睡眠，身體要能順利地合成血清素，我們應該多補充合成血清素的色胺酸食材，蛋白質食物通常都含有色胺酸，如黃豆、白帶魚、火雞肉等。而在合成血清素的過程中，需要許多輔酶的幫助，如維生素 B6，無論是動物或植物性食材都具備。輔酶葉酸可透過深綠色蔬菜取得，如菠菜、芥菜、蘆筍等。輔酶菸鹼素則可靠多攝取深綠色蔬菜或葵瓜子、花生等堅果種子類獲得。維生素 B12 對合成血清素也很重要，可以多吃一些動物性食材，如肝臟、小魚乾、紅肉、蛋黃等。要穩定情緒，緩和緊張與焦慮，鈣質的補充絕不可少，建議多攝取牛奶、

起司、無糖優酪乳或優格。

　　腸道中的菌相失衡時，會直接刺激中樞神經系統，干擾大腦的正常運作，影響睡眠品質，因此，在飲食中補充益生菌也非常重要。除了益生菌外，飲食當中更不能忘記益生質，才能讓腸道裡的好菌長好，請每天攝取足夠的蔬菜、水果及未精製主食（如糙米、全麥製品、燕麥等）。

雞肉紅蘿蔔蘆筍起司捲佐優格

雞肉含有色胺酸、麩醯胺酸、維生素 B6，可幫助合成血清素及褪黑激素。蘆筍中的葉酸也能幫助合成血清素。起司中的鈣可以穩定神經，幫助睡眠。優格中的益生菌可以補充益生菌，平衡腸道的菌相，進而改善睡眠問題。這是一道好吃的舒眠餐點。

食材	作法
雞胸肉 200 公克	1. 將雞胸肉洗淨，切薄片備用。
紅蘿蔔 1/2 條	2. 蘆筍、紅蘿蔔洗淨，切條備用。
蘆筍 1 把	3. 將紅蘿蔔、蘆筍及起司依序包入雞肉片中捲起。
起司適量	4. 在雞肉捲上塗抹適量的烤肉醬。
烤肉醬適量	5. 烤箱 200℃ 預熱 10 分鐘，放入雞肉捲烤 20 ～ 25 分鐘。
無糖優格適量	6. 最後在雞肉捲上淋一些優格即可食用。

腰果紫米優格

這道甜粥中的腰果比例可以提高，因為腰果含有色胺酸、麩醯胺酸、維生素 B6、鎂等營養素，可以幫助合成血清素及褪黑激素，是紓壓、助眠的好食物。優格中的鈣能穩定神經，益生菌可以補充腸道好菌，以降低體內壓力荷爾蒙皮質醇的濃度，提升有利於大腦及精神舒緩的神經傳導物質分泌，進而改善因壓力所造成的睡眠問題。紫米是高 GI 值的碳水化合物，可以促進色胺酸進入腦部；富含的菸鹼素，也是合成血清素不能或缺的營養素之一。這是一道適合睡前吃一小碗的舒眠輕食。

食材 |
腰果 1/3 碗
紫米 1/3 碗
希臘優格 1 杯
蜂蜜適量

作法 |
1. 將紫米熬煮至軟爛。
2. 依個人喜歡的甜度，加入蜂蜜調味。
3. 將優格加入紫米中，再放腰果，不但可以增添風味，也能增加合成助眠的神經傳導物質的營養素。

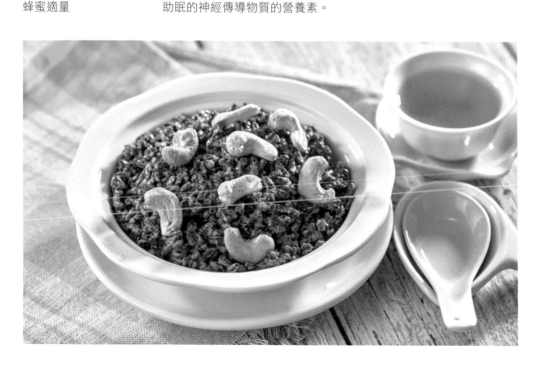

紅豆蓮子麥片牛乳粥

這是一道極為容易製作的睡前輕食，但吃的分量不要超過一碗。燕麥是失眠朋友的好夥伴，富含麩醯胺酸、維生素 B6、菸鹼素、鎂等營養素，有益於助眠的神經傳導物質的合成。蓮子在中醫裡是能安心神的食材，含有高量的色胺酸，是合成血清素的原料；蓮子中的葉酸也能幫助血清素合成。此外，蓮子所含的碳水化合物比例很高，符合助眠輕食的原則；蓮子中的鈣也可以穩定神經。紅豆也是高碳水化合物的食材，能幫助色胺酸迅速進入腦部。低脂牛奶主要提供鈣質，能穩定神經。煮這道粥時，可以放砂糖來增加 GI 值，使色胺酸快速進入腦部，以合成血清素及褪黑激素。

食材 |

燕麥片 1/2 碗

低脂牛奶 2 杯

紅豆 1/3 碗

蓮子 1/3 碗

砂糖適量

作法 |

1. 將紅豆、蓮子泡軟後，分別放入電鍋蒸至軟爛備用。

2. 再將煮熟的紅豆、蓮子及燕麥片放於鍋中，加入砂糖，最後加入牛奶，以小火滾煮成粥。

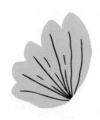

| 3.24 |
預防肌少症的飲食建議

　　想要增加肌肉，除了給肌肉適當的重量訓練之外，正確的飲食及選對用餐時間非常重要，而增肌的最佳方式是，重訓完立即補充蛋白質，而蛋白質的攝取最好是分散在三餐。

　　此外，選對食物也非常重要，我們要選一些有利於肌肉合成的食物，如白胺酸含量高的蛋白質，例如大豆、魚與海鮮、蛋或肉，其中大豆這種植物性蛋白還能促進好菌增生，透過腸－肌軸來促進肌肉生長。在調味上，可以用菊糖與果寡糖做為腸道中好菌的食物益生質，促進腸道好菌生長，發揮穩定人體腸－肌軸、減少肌肉流失的潛力。此外，維生素 D 扮演維持肌肉功能、肌肉強度與身體功能的重要角色，除了曬太陽外，可以攝取魚類、雞蛋及強化維生素 D 的乳製品；素食者則可以透過乾香菇、黑木耳來獲得維生素 D。鈣參與肌肉收縮，能影響肌肉的功能與健康，日常可以從乳品、乳製品、板豆腐、深色蔬菜獲得鈣質。

咖哩雞柳佐蘋果優格

雞柳油脂含量少、白胺酸含量高，絕對是增肌的好食材。優格中含有豐富的好菌，蘋果中的纖維、調味料用的果寡糖都是很好的益生質，也能促進好菌生長，因此，可以鞏固腸－肌軸，促進肌肉生長。此外，肌肉要長得好要有鈣質的協助，優格的鈣就是好幫手。咖哩中的薑黃素是很好的抗氧化劑，可以幫助修復肌肉細胞。這是一道製備簡單又美味的增肌佳餚。

食材 |

雞柳 2 條

蘋果 1/2 個

希臘優格 1 盒

薄荷葉少許

咖哩粉少許

醬油少許

果寡糖少許

作法 |

1. 用適量的咖哩粉、醬油、果寡糖醃製雞柳，約 2 小時，使其入味。
2. 將蘋果切細丁，拌入優格中備用。
3. 將醃好的雞柳，用中火煎到兩面金黃。
4. 最後淋上蘋果優格醬，並在優格上放兩片薄荷葉裝飾即完成。

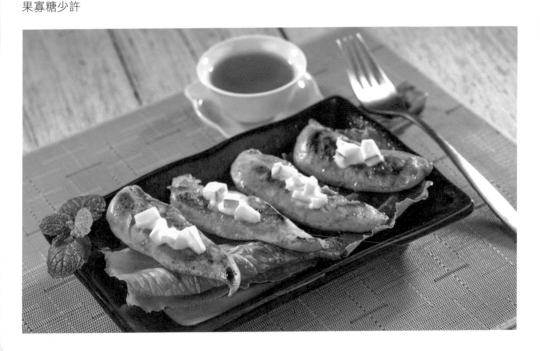

馬鈴薯三色烘蛋

肌肉的養成絕對需要優質蛋白質當原料，雞蛋就是很好的蛋白質來源。此外，在蛋白質合成時，若有碳水化合物的幫忙，更能加速肌肉的合成，馬鈴薯則是很好的碳水化合物來源。果寡糖為益生質，可以做為腸道中好菌的食物，增加腸道好菌數量，影響腸－肌軸促進肌肉生長。小番茄及蔥的植化素可以當做抗氧化劑，幫助肌肉細胞的修復。這是一道質地軟細的增肌菜餚，適合牙口不好的長者食用。

食材｜

小顆馬鈴薯 2 顆

蛋 3 顆

小番茄 6 顆

蔥 1 支

鹽、胡椒少許

果寡糖少許

作法｜

1. 將馬鈴薯洗淨去皮，切丁蒸熟備用。

2. 小番茄、蔥洗淨，切丁備用。

3. 將 3 個蛋打散，把馬鈴薯、番茄、蔥、鹽加入蛋汁中。

4. 將 3 倒入鍋中，先以小火將蛋烘熟，再用中火將兩面烘到金黃色。

5. 起鍋後，灑上一點胡椒即完成。

黃金地瓜豆奶

黃豆蛋白是很好的增肌食材，黃豆蛋白所含的白胺酸不低，而且，黃豆所含的纖維及寡醣是腸道好菌的益生質；調味料菊糖、地瓜的纖維質也是益生質，能促進腸道好菌生長，透過腸－肌軸增加肌肉合成。此外，在蛋白質合成時，若有碳水化合物的幫忙，更能加速肌肉的合成，地瓜是很好的碳水化合物來源。這是一道簡單方便的增肌飲品。

食材｜

地瓜 1/2 條

蒸熟黃豆 3 湯匙

水 500 c.c.

菊糖少許

作法｜

1. 將地瓜洗淨去皮，切丁蒸熟備用。

2. 黃豆蒸熟備用。

3. 將所有食材倒入食物調理機中，打勻後即可飲用。

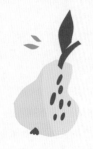

預防骨質疏鬆的飲食建議

骨質疏鬆是隱形的殺手，因為骨質流失時完全沒有感覺，等到發生時已經來不及挽救。往往老人一跌倒就是臥床的開始，後續一連串威脅生命的病痛都會接著發生。因此，累積骨本、預防骨質疏鬆應該從年輕開始。

平時不要吃太鹹，因為身體中鈉太多會增加鈣質從尿液中排出。少喝碳酸飲料如可樂、汽水、沙士等，這些飲料都添加了磷酸，而磷在體內會和鈣離子產生一種平衡狀態，當磷排出人體時，會帶走等量的鈣，所以食物中的磷過高，就會增加鈣質的流失。

飲食是累積骨本的是重要手段，大家都知道鈣質對骨骼的重要，飲食中可增加乳製品、小魚乾、板豆腐、綠色蔬菜、黑芝麻的攝取。但是光有鈣質不夠，還需要其他營養素的配合，如維生素 D 有助於身體對鈣的利用，可多食用富含維生素 D 的食物，如魚類、雞蛋及強化維生素 D 的乳製品等。維生素 K 也是對骨骼非常重要的營養素，能活化骨鈣蛋白、促進骨骼生成；維生素 K 存在於菠菜、甘藍、青花菜等深綠色蔬菜中。

此外，可多吃一些能增加骨質吸收或刺激骨質堆積的蔬果，若與高鈣食物一起搭配效果更佳，如綠豆芽、亞麻籽、開心果、杏仁與苜蓿芽等食材都含有香豆雌酚，可以抑制蝕骨細胞的活性，減緩骨質的流失速度。平時也可以從黃豆、山藥或紫心地瓜等食材獲得異黃酮素，具有協助停經後婦女保留骨質的潛力。芝麻、亞麻籽、花椰菜、腰果、奇異果與馬鈴薯等食材都含有木酚素，具有促進停經後婦女骨骼健康的潛力。日常可以由山藥獲得薯蕷皂苷元，具有促進停經後婦女骨

骼密度及強度的潛力。平時也可以攝取洋蔥來獲得 GPCS，抑制蝕骨細胞的活性，減少骨質流失。

　　近期科學家們透過人體研究發現，食用益生質與發酵乳品有助於促進人體的骨質健康。果寡糖、半乳寡醣與菊糖，在人體內可以做為益生菌生長所需的營養益生質。優格及優酪乳不但含鈣質，更含豐富的益生菌，而腸道菌不僅可以透過改變腸道影響營養素的吸收與代謝，還可以透過調節體內的荷爾蒙與免疫系統作用與發炎反應，而具有操控骨骼健康的能力。

莧菜香菇豆腐羹

無論是綠莧菜或是紅莧菜，鈣質含量都高於菠菜，是鈣質很好的來源。香菇富含維生素 D，可幫助鈣質吸收。豆腐除了有豐富的鈣質外，還含有大豆異黃酮素，能促進骨質再吸收。這是一道質地細軟，適合中老年人補充鈣質的菜餚。

食材 |

莧菜 300 公克

豆腐 1 塊

香菇 1 朵

紅蘿蔔 1/4 條

雞湯塊 1 塊

太白粉水少許

鹽、胡椒少許

橄欖油少許

作法 |

1. 莧菜洗淨後，切段備用。

2. 紅蘿蔔洗淨後去皮，切丁備用。

3. 香菇洗淨泡開後，切絲備用。

4. 豆腐洗淨，切塊備用。

5. 將香菇、紅蘿蔔入鍋以橄欖油炒香，加入適量的水煮滾，再放入雞湯塊使其溶化。

6. 放入所有的材料燜煮一下，再加入少許太白粉勾芡。

7. 最後加入鹽、胡椒調味後即可食用。

黃豆黑芝麻優酪乳

黃豆除了是優良的蛋白質來源外,也可提供異黃酮素,具有協助停經後婦女保留骨質的潛力。黑芝麻含有豐富的鈣質外,亦含有木酚素能促進停經後婦女的骨骼健康。優酪乳的鈣質及益生菌,都有助於人體的骨質健康。而果寡糖是優良的益生質,可以讓腸道好菌長得更好。這是一杯非常適合停經後婦女預防骨質疏鬆的飲品。

食材 |

蒸熟的黃豆 1 匙
黑芝麻 1 匙
無糖優酪乳 1 瓶
果寡糖適量

作法 |

1. 將所有的食材放入食物調理機中,拌勻即可食用。

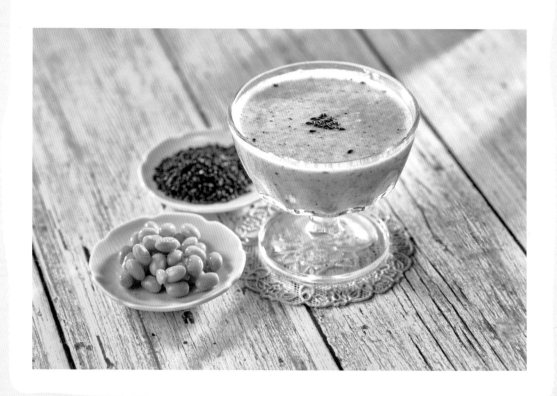

蘋果洋蔥焗通心麵

蘋果中的類黃酮素根皮苷，能有效抑制更年期的骨質流失。有研究發現，根皮苷不僅能防止骨質流失，還能增加骨質密度。洋蔥中有一種特別的胜肽鍵 GPCS，能夠抑制蝕骨細胞、刺激成骨細胞的活性，延緩骨質流失。再加上起司中豐富的鈣質，這是一道超級補鈣的麵食。

食材 |

洋蔥 50 公克
蘋果 1/2 顆
瘦絞肉 50 公克
豌豆仁 20 公克
通心麵適量
起司 2 片
橄欖油、鹽適量
糖、番茄醬適量

作法 |

1. 洋蔥洗淨去皮，切丁備用。
2. 蘋果洗淨，去皮、切丁，置於鹽水中浸泡一下後備用。
3. 通心麵煮熟後，撈起瀝乾備用。
4. 將洋蔥、絞肉、蘋果、豌豆仁放入鍋中以橄欖油炒香，加入少許鹽、糖、番茄醬調味。
5. 再將通心麵倒入醬料中拌炒，盛於容器中。
6. 最後鋪上起司，放入烤箱中烤 3 ～ 5 分鐘後即可食用。

心靈養生 FJ2064

腸道菌對了身心就健康！營養學專家的護腸飲食全指南

飲食×腸道菌×健康三角關係大解析＋75道健腸食譜──教你吃出體內「腸」勝軍，由內而外打造健康全身心

作　　　者	吳映蓉、翁德志、李芷薇
責 任 編 輯	謝至平
行 銷 業 務	陳彩玉、楊凱雯、陳紫晴、葉晉源
美 術 設 計	萬亞雰
攝　　　影	龍林攝影工作室

發　行　人	涂玉雲
總 經 理	陳逸瑛
編 輯 總 監	劉麗真
出　　　版	臉譜出版
	城邦文化事業股份有限公司
	台北市民生東路二段141號5樓
	電話：886-2-25007696　傳真：886-2-25001952
發　　　行	英屬蓋曼群島商家庭傳媒股份有限公司城邦分公司
	台北市中山區民生東路141號11樓
	客服專線：02-25007718；25007719
	24小時傳真專線：02-25001990；25001991
	服務時間：週一至週五上午09:30-12:00；下午13:30-17:00
	劃撥帳號：19863813　戶名：書虫股份有限公司
	讀者服務信箱：service@readingclub.com.tw
	城邦網址：http://www.cite.com.tw
香港發行所	城邦（香港）出版集團有限公司
	香港灣仔駱克道193號東超商業中心1樓
	電話：852-25086231　傳真：852-25789337
新馬發行所	城邦（新、馬）出版集團
	Cite（M）Sdn. Bhd.（458372U）
	41-3, Jalan Radin Anum, Bandar Baru Sri Petaling,
	57000 Kuala Lumpur, Malaysia.
	電話：+6(03)-90563833　傳真：+6(03)-90576622
	電子信箱：services@cite.my

一版一刷 2022年3月

城邦讀書花園
www.cite.com.tw

ISBN 978-626-315-078-2
版權所有·翻印必究（Printed in Taiwan）
售價：NT$ 420
（本書如有缺頁、破損、倒裝，請寄回更換）

國家圖書館出版品預行編目資料

腸道菌對了身心就健康！營養學專家的護腸飲食
全指南：飲食×腸道菌×健康三角關係大解析+
75道健腸食譜──教你吃出體內「腸」勝軍，
由內而外打造健康全身心／吳映蓉、翁德志、李
芷薇著.-- 一版. -- 臺北市：臉譜，城邦文化出
版；家庭傳媒城邦分公司發行, 2022.03
面；　公分. --（心靈養生；FJ2064）
ISBN 978-626-315-078-2（平裝）

1.CST: 健康飲食 2.CST: 腸道微生物 3.CST: 食譜

411.3　　　　　　　　　　　　　110021876

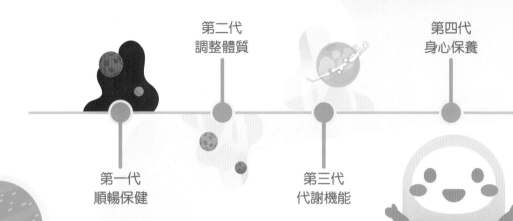

第二代
調整體質

第四代
身心保養

第一代
順暢保健

第三代
代謝機能

PS128

帶來喜悅的菌株

PS128®公益大使-樂樂

PS128® 小檔案	由亞洲益生菌權威—蔡英傑教授獨家開發之專利菌株,擁有特殊的機能性:可以提升體內快樂因子,幫助紓壓好眠。

17國20多項專利　　銷售世界27國

樂樂的 誕生	秉持「關懷人心與實證科學」理念,致力支持公益團體計畫。 於2020年以PS128®菌株為原型,化身「公益」大使 — 樂樂。 攜手公益團體,舉辦繪畫比賽,藉此希望能讓一般民眾更認識社會上的特殊群體,並一同開創關懷與友善之路。

樂樂簡介	喜歡的溫度:4~25度 身高:10公分 喜好:旅行、唱歌 擅長:散播快樂能量、演唱安眠曲 語言:母語為中文,另外精通18國語言

樂樂數據庫	受歡迎程度 99%	開心程度 95%	好眠程度 97%

看更多PS128®